PATOLOGIAS EN EL PRIMER NIVEL DE ATENCIÓN
TOMO 1

PATOLOGIAS EN EL PRIMER NIVEL DE ATENCIÓN
TOMO 1

Freddy Durán, Kevin Aldás, Alejandra Granizo, David Rodríguez
Aracely Aguilar, Karina Pacheco, Luis Pilla, Viviana Quisilema
Beltrán Katherine, Alain Rivera

IMPORTANTE

La información aquí presentada no pretende sustituir el consejo profesional en situaciones de crisis o emergencia.

Para el diagnóstico y manejo de alguna condición particular es recomendable consultar un profesional acreditado.

Cada uno de los artículos aquí recopilados son de exclusiva responsabilidad de sus autores.

2020 Bold Publisher
Diseño de Portada:
ISBN:
Impreso en Ecuador - Printed in Ecuador
Cualquier forma de reproducción, distribución, comunicación pública o transformación de esta obra solo puede ser realizada con la autorización de sus titulares, salvo excepción prevista por la ley.

ÍNDICE DE AUTORES

AUTORES

Freddy Alejandro Durán Hidalgo
Médico General por la Universidad Central del Ecuador
Médico Residente Oncología Clínica del Hospital Eugenio Espejo
Manejo del dolor en atención primaria

Kevin David Aldás Ibujes
Médico General por la Universidad Central del Ecuador
Médico en libre ejercicio
Manejo del dolor en atención primaria

Alejandra Jazmín Granizo Rubio
Médico General por la Universidad Central del Ecuador
Médico Residente Derma AID – Hospital Metropolitano
Escabiosis

David Fernando Rodríguez Becerra
Médico General por la Universidad Central del Ecuador
Médico general en libre ejercicio
Prevención, diagnóstico y tratamiento de la anemia en pacientes pediátricos y adultos

Aracely Vanessa Aguilar Cobo
Médico General por la Universidad Central del Ecuador
Médico general en libre ejercicio y médico residente en Centro Médico Lemaro
Prevención, diagnóstico y tratamiento de la anemia en pacientes pediátricos y adultos

Karina Elizabeth Pacheco Romero
Médico General por la Universidad Central del Ecuador
Médico Residente De Emergencia Hospital Pablo Arturo Suarez
Diabetes Mellitus Tipo II, Manejo en Primer Nivel de Atención

Luis Alexey Pilla Campaña
Médico General por la Universidad Central del Ecuador
Médico residente de Anestesiología del Hospital General Docente Ambato
Hipercolesterolemia y Riesgo Cardiovascular

Viviana Angie Quisilema Ron
Médico General por la Universidad Central del Ecuador
Médico Residente de Emergencia en el Hospital Pablo Arturo Suarez
Hipertensión arterial en atención primaria de salud

Beltrán Parreño Katherine Solange
Médico General por la Universidad central del Ecuador.
Médico General en libre ejercicio
Epistaxis, manejo en el primer nivel de atención

Alain Michel Rivera Obando
Médico General por la Universidad Central Del Ecuador
Médico residente-Jefatura De Guardia en Hospital General San Francisco-IESS
Hipotiroidismo Primario

ÍNDICE

1. Manejo del Dolor en Atención Primaria — 13
Dr. Freddy Durán Hidalgo
Dr. Kevin David Aldás Ibujes

2. Escabiosis — 33
Dra. Alejandra Jazmín Granizo Rubio

3. Prevención, diagnóstico y tratamiento de la anemia en pacientes pediátricos y adultos — 49
Dr. David Fernando Rodríguez Becerra
Dra. Aracely Vanessa Aguilar Cobo

4. Diabetes Mellitus Tipo II, Manejo en Primer Nivel de Atención — 66
Dra. Karina Elizabeth Pacheco Romero

5. Hipercolesterolemia y Riesgo Cardiovascular — 79
Dr. Luis Alexey Pilla Campaña

6. Hipertensión Arterial En Atención Primaria De Salud — 97
Dra. Viviana Angie Quisilema Ron

7. Epistaxis Manejo en el Primer Nivel de Atención — 113
Dra. Katherine Solange Beltrán Parreño

8. Hipotiroidismo Primario — 125
Dr. Alain Michel Rivera Obando

CAPÍTULO 1

AUTOR: Dr. Freddy Durán Hidalgo
COAUTOR: Dr. Kevin David Aldás Ibujes
Manejo del Dolor en Atención Primaria

Definición
Según la asociación internacional paga el estudio del dolor, lo define como una experiencia sensitiva y emocional desagradable que puede estar asociada a una lesión tisular real o potencial, basándonos en esta decisión el dolor no es un proceso únicamente fisiológico basado en la percepción de receptores del dolor sino también agrupa un componente afectivo psicológico lo que hace al dolor un proceso sumamente complejo acarreando consigo un sin número de comorbilidades especialmente psicológica como depresión, ansiedad, insomnio que alteran la calidad de vida de los pacientes. A su vez estas comorbilidades al alterar la calidad de vida, repercute de forma importante en el ausentismo laboral conllevando a millonarias pérdidas económicas, a su vez produce un alto costo en la salud pública.

Por esta razón la OMS califica este padecimiento como una enfermedad la cual requiere un tratamiento para su alivio, este organismo designó al DÍA MUNDIAL CONTRA EL DOLOR esta iniciativa tiene como objetivo necesidad de un mejor tratamiento para aliviar el sufrimiento físico y psicológico de estas personas.

Epidemiologia
A nivel mundial según la Organización Mundial de la Salud entre el 25 y 29 % de la población padece dolor, observando que la principal causa es el dolor postoperatorio que al final se presenta de forma crónica. (OMS). Existen varios estudios principalmente Europeos en los cuales consideran al dolor crónico como un problema de salud pública arrojando que el dolor crónico presenta un porcentaje entre 35% hasta el 70 % los cuales conllevan a pérdidas millonarias tanto en salud pública.(1)

Fisiopatología
Es importante reconocer que existen varios síndromes dolorosos el principal es el dolor nociceptivo, los cuales presentar características específicas, siendo así que existe "El síndrome doloroso somático suele referirse como opresivo o punzante, estar bien localizado y está relacionado con daño a estructuras somáticas, como hueso, músculo, tendón"su base fisiopatológica se transmite primordialmente por fibras A-delta. El síndrome doloroso visceral suele estar en relación con mayor porcentaje a daño visceral este suele ser más de

tipo cólico o sordo, mal definido en su localización y transmitido por fibras amielínicas tipo C. Por otra parte varios autores también clasifican al dolor neuropatico el cual tiene el mayor porcentaje de cronicidad y se manifiesta principalmente por sensación de ardor, quemazón. Se debe a un daño a nivel nervioso sea periférico o central Es importante distinguir además entre dolor agudo que presenta un inicio reciente y presenta una duración menor a tres meses, mientras que el dolor crónico presenta duración mayor a tres meses y su inicio es de larga evolución. La razón por la que es importante el distinguirlos, es por su base fisiopatología y por su distinta manera de tratamiento. Hay que tomar en cuenta 4 conceptos básicos para comprender la fisiopatología del síndrome nociceptivo, Transducción, conducción, modulación y percepción. "La traducción los nociceptores traducen un estímulo físico, térmico o químico en una señal eléctrica. Esta señal será conducida desp2ués a través de fibras nerviosas, principalmente tipo A-delta y C, aunque en estados patológicos también podremos encontrar fibras A-beta. Una vez que el estímulo nervioso llega a astas posteriores, entra el proceso de modulación, en el cual se involucradas neuronas inhibitorias gabaérgicas y células de la glia que son excitadoras.

Del proceso de modulación resultante, la señal original puede ser aumentada o atenuada. La señal resultante viajará por los tractos espinotalámicos hasta llegar a tálamo y otros núcleos del sistema límbico, donde se verán implicadas las respuestas emocionales y se pueden modular por emociones y atención; para finalmente llegar a la corteza somatosensorial donde finalmente se percibe como dolor. Tanto de la corteza como de núcleos del tallo cerebral se desencadena una respuesta inhibitoria descendente, mediada esencialmente por noradrenalina (Locus ceruleus, tegmento pontino dorso lateral) y serotonina (núcleos del rafé, médula rostroventromedial y substancia gris periacueductal). "Lo anteriormente citado es el mecanismo normal de estimulación de la fiebras nociceptivas pero cuando tenemos un estímulo nociceptivo persistente, el magnesio que bloquea al receptor N-metil-D-aspartato (NMDA) en astas posteriores se bota del receptor, permitiendo que el glutamato active al NMDA lo que ocasiona apertura de canales de calcio y un influjo masivo de calcio a la célula. Esto va a provocar cambios de plasticidad neuronal incrementando la expresión tanto de canales de sodio así como de canales de calcio generando una facilitación a la conducción de estímulos pronociceptivos. También se genera un fenómeno llamado Wind up, que es como si se le diera cuerda o impulso a estas vías pronociceptivas y se desarrolla un imbalance entre vías pro y antinociceptivas, de tal manera que tenemos unas vías pronociceptivas muy potentes y unas vías antinociceptivas debilitadas, al abolirse también la inhibición descendente descrita previamente. Las células de la glia por su parte van a liberar unos péptidos (CCR2 y P2X7) que van a perpetuar estos cambios. El glutamato, además de actuar sobre NMDA, activa receptores AMPA, KAMPA y mGlu. Éste último está íntimamente ligado al retículo endoplásmico y va a generar aumento lento pero sostenido en los niveles intracelulares de calcio. La substancia P activa al receptor NK-1 que activa como segundo mensajero a la proteín kinasa A y aumenta niveles de calcio. El factor neurotrófico derivado del cerebro (BDNF) activa su receptor TrkB que activa proteín kinasa C y aumenta niveles de calcio, lo mismo que las kinasas de respuesta extracelular. En resumen, por diferentes vías, con diferentes transmisores, se generan altas concentraciones de calcio intracelular potenciando así vías pronociceptivas. Finalmente, esto genera cambios de fosforilación y transcripción que incrementan la expresión de más canales de sodio, de calcio y de receptores para glutamato." (2)

Frente a todo ese te mecanismo de estímulo nociceptivo persistente conlleva a una hipersensibilidad acompañada de disminucion del umbral al dolor e hiperalgesia. Varios autores indican que base del dolor crónico implica que las células de amplio rango dinámico trasmitan dolor y exista una reducción de la inhibición moduladora aférrate de Inter neuronas, siendo esta la base del tratamiento del dolor crónico. Al contrario la fisiopatología del dolor agudo según varios autores radica en" un estímulo nocivo o daño tisular, se liberan una serie de neurotransmisores como Prostaglandinas (PG), bradicinina (BK), factor de necrosis tumoral alfa (TNF-α), hidrogeniones (H), factor de crecimiento neural (NGF), histamina, ATP y de manera retrograda substancia P (Sp) y péptido relacionado con el gen de la calcitonina (CGRP) que producen vasodilatación y degranulación de mastocitos. Esta sopa inflamatoria va a sensibilizar al nociceptor e incrementar la expresión de canales de sodio facilitando así la generación y transmisión de estímulos." (3)

Cuadro Clínico
Dolor Neuropatico

El dolor neuropatico es la principal causa de manejo de dolor en atención primaria, siendo esta la puerta de ingreso de los pacientes para una atención especializada en segundo nivel de atención, por ese motivo es imprescindible saber reconocer y diferenciar esta patología, y por tal motivo la principal estrategia es una historia clínica detallada tomando mayor interés a los síntomas positivos y síntomas negativos (Tab 1), otro factor de primordial importancia es la localización del dolor a través del examen físico permite realizar una evaluación funcional de diferentes fibras sensitivas con instrumentos básicos como diapasón o algodón, además también de correcta valoración de función motora, fuerza muscular, tono, coordinación y fluidez del movimiento, reflejos tendinosos, nervios craneanos y evaluación del sistema nervioso autónomo periférico (calor y color de la piel, función seudo motora), hay que tomar importancia además si el fuerza muscular, tono, coordinación y fluidez del movimiento), examen de los reflejos tendinosos y nervios craneanos y evaluación del sistema nervioso autónomo periférico (calor y color de la piel, función seudo motora). Es importante además si el dolor es unilateral bilateral o irradiado. (Tab 2) (3)

Tabla 1 *Síntomas positivos y negativos*

Síntomas positivos	Síntomas negativos
Parestesias	Déficit sensitivos (hipo anestesia / hipo analgesia)
Dolor espontáneo	
Dolor evocado (hiperalgesia)	

Fuente: Adapatado de Baumgärtner y col. Pain 2002 (38), Treede, RD: Handbook of Neurology 2006

Características Sugestivas De Dolor Neuropatico Tabla 2

Síntomas	Signos
Parestesias	Hipoalgesia
Dolor quemante	Hiperalgesia
Dolor punzante	Hipoestesia táctil
	Hipoestesia al frío

Fuente: Adaptado de Scadding JW, Treede RD. Handbook of Clinical Neurology 2006

Dolor Nociceptivo

El dolor nociceptivo están ampliamente distribuidos en la piel así como estructuras más profundas como hueso, ligamentos, vasos y vísceras, este dolor resulta de la activación del estímulo generado en el receptor periférico hacia el cerebro, no se relaciona con daño del sistema nervioso central. El dolor nociceptivo se subdivide en somático y visceral (3) (Tab 3)

Tabla 3 *Diferencia entre dolor nociceptiva somático y visceral*

Dolor nociceptivo somático	Dolor nociceptivo visceral
Dolor localizado a nivel de piel, músculo, hueso y partes blandas	Dolor se origina en mucosas y serosas
Este dolor tiene característica punzante o pulsátil	Dolor es profundo, difuso, sordo tipo cólico

Adaptado de Scadding JW, Treede RD. Handbook of Clinical Neurology 2006

Diagnóstico

El adecuado diagnóstico del dolor comienza con una correcta historia clínica detallada y examen físico minuciosos para determinar correctamente la causa del dolor. Es importante catalogar la intensidad del dolor en leve moderado y severo. Según la Organización Mundial de la Salud existen varias escalas para catalogar el dolor y permitir una aproximación sistémica y clasificación del dolor (4)

"Escalas Unidimensionales: evalúan un solo aspecto del dolor (por lo general su intensidad), son de fácil aplicación y toman poco tiempo. No permiten hacer una discriminación entre los diferentes componentes del dolor y del impacto que genera en la calidad de vida del paciente".

La principal escala unidimensional es la Escala Visual Análoga. Esta escala es utilizada ampliamente en dolor agudo, dolor pos operatorio, dolor crónico benigno y dolor en cáncer. "El Eva es de uso universal, es un método relativamente simple, que toma poco tiempo, aún cuando requiere un cierto grado de comprensión y colaboración del paciente. Tiene buena correlación con las escalas descriptivas, buena sensibilidad y confiabilidad." (4)

Escala verbal o descriptiva , está generalmente es usada para evaluar la respuesta al tratamiento.Su principal desventaja radica en su baja sensibilidad, debido a que el número de calificativos es muy restringido. Esta se divide en leve , moderado y severo (4)

Escala de categoría numérica: Estas escalas indica la intensidad del dolor en la que el cero representa ausencia total del dolor y 10 el peor dolor imaginable (Fig. 1) (4)

Figura 1 Escala de Categoría Numérica

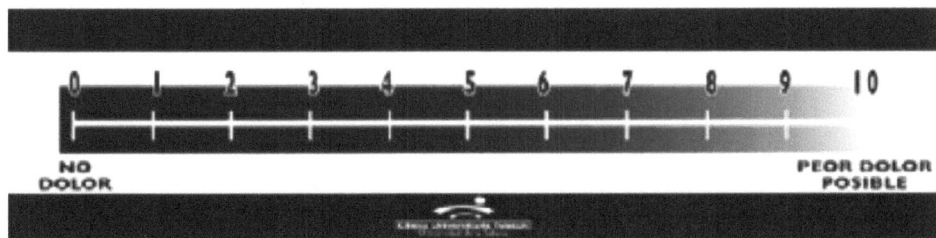

Uso de Opioides en tratamiento del dolor (oms)

Figura 2 Escala Categoría Verbal

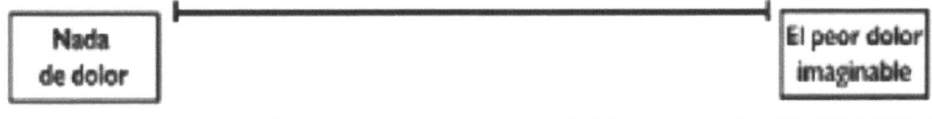

Uso de Opioides en tratamiento del dolor (oms)

"Escalas Multidimensionales: son más complejas y proporcionan una información más extensa y de mayor calidad, al considerar los distintos aspectos del síntoma. Con el fin de incorporar la evaluación del dolor en forma rutinaria, desde hace más de una década el dolor es considerado como el quinto signo vital "(4)

Cuestionario del dolor de McGill

El objetivo de este cuestionario es valorar el dolor desde el punto de vista de tres aspectos importantes a) Sensorial: descripción del dolor en términos temporal y espacial. b) Afectivo-motivacional: descripción del dolor en términos de tensión, temor y aspectos neurovegetativos.

c) Evaluativo: dolor descrito en términos de valoración general. Existe un cuestionario del dolor el cual fue diseñado para dolor oncológico y dolor crónico, es el método de valoración multidimensional más rápido y de fácil comprensión por el paciente (5) (Fig3)

MODIFIED BRIEF PAIN INVENTORY - SHORT FORM (mBPI-sf)
(INVENTARIO BREVE MODIFICADO DEL DOLOR - FORMULARIO ABREVIADO)

☐ (1) NOT DONE   Language Administered: ☒ (107) Spanish for Spain

1. Evalúe su dolor marcando con una 'X' la casilla que mejor describa el PEOR dolor que haya sentido en las últimas 24 horas.
   ☐ 0 ☐ 1 ☐ 2 ☐ 3 ☐ 4 ☐ 5 ☐ 6 ☐ 7 ☐ 8 ☐ 9 ☐ 10
   Sin dolor   El peor dolor que se pueda imaginar

2. Evalúe su dolor marcando con una 'X' la casilla que mejor describa el dolor MÁS LEVE que haya sentido en las últimas 24 horas.
   ☐ 0 ☐ 1 ☐ 2 ☐ 3 ☐ 4 ☐ 5 ☐ 6 ☐ 7 ☐ 8 ☐ 9 ☐ 10
   Sin dolor   El peor dolor que se pueda imaginar

3. Evalúe su dolor marcando con una 'X' la casilla que mejor describa el dolor que haya sentido, en PROMEDIO, en las últimas 24 horas.
   ☐ 0 ☐ 1 ☐ 2 ☐ 3 ☐ 4 ☐ 5 ☐ 6 ☐ 7 ☐ 8 ☐ 9 ☐ 10
   Sin dolor   El peor dolor que se pueda imaginar

4. Evalúe su dolor marcando con una 'X' la casilla que indique el dolor que siente AHORA MISMO.
   ☐ 0 ☐ 1 ☐ 2 ☐ 3 ☐ 4 ☐ 5 ☐ 6 ☐ 7 ☐ 8 ☐ 9 ☐ 10
   Sin dolor   El peor dolor que se pueda imaginar

5. Marque con una X el número que describa, en referencia a las últimas 24 horas, cuánto ha perturbado el dolor su(s):

   A. Actividad general
   ☐ 0 ☐ 1 ☐ 2 ☐ 3 ☐ 4 ☐ 5 ☐ 6 ☐ 7 ☐ 8 ☐ 9 ☐ 10
   No la perturba   La perturba totalmente

   B. Estado de ánimo
   ☐ 0 ☐ 1 ☐ 2 ☐ 3 ☐ 4 ☐ 5 ☐ 6 ☐ 7 ☐ 8 ☐ 9 ☐ 10
   No lo perturba   Lo perturba totalmente

   C. Capacidad de andar
   ☐ 0 ☐ 1 ☐ 2 ☐ 3 ☐ 4 ☐ 5 ☐ 6 ☐ 7 ☐ 8 ☐ 9 ☐ 10
   No la perturba   La perturba totalmente

   D. Trabajo normal (incluye tanto el trabajo fuera de casa como el doméstico)
   ☐ 0 ☐ 1 ☐ 2 ☐ 3 ☐ 4 ☐ 5 ☐ 6 ☐ 7 ☐ 8 ☐ 9 ☐ 10
   No lo perturba   Lo perturba totalmente

   E. Relaciones con otras personas
   ☐ 0 ☐ 1 ☐ 2 ☐ 3 ☐ 4 ☐ 5 ☐ 6 ☐ 7 ☐ 8 ☐ 9 ☐ 10
   No las perturba   Las perturba totalmente

   F. Sueño
   ☐ 0 ☐ 1 ☐ 2 ☐ 3 ☐ 4 ☐ 5 ☐ 6 ☐ 7 ☐ 8 ☐ 9 ☐ 10
   No lo perturba   Lo perturba totalmente

   G. Disfrute de la vida
   ☐ 0 ☐ 1 ☐ 2 ☐ 3 ☐ 4 ☐ 5 ☐ 6 ☐ 7 ☐ 8 ☐ 9 ☐ 10
   No lo perturba   Lo perturba totalmente

Figura 3 *Cuestionario Modificado*
Fuente: Revista Sociedad Española del Dolor 2002.

TRATAMIENTO
El tratamiento del dolor se basa en el uso de analgésicos y co-analgésicos según la escala analgésica de la O.M.S. (Figura). Con dicha escala se puede obtener un buen control del dolor en cerca del 80% de los casos.

Existen varios puntos a tomar en cuenta en el uso de la escala analgésica (6):
1. La cuantificación de la intensidad del dolor es esencial en el manejo y seguimiento del dolor. Generalmente se utilizan escalas unidimensionales como la escala verbal numérica ó la escala visual analógica (EVA).
2. La subida de escalón depende del fallo al escalón anterior. En primer lugar se prescriben los analgésicos del primer escalón. Si no mejora, se pasará a los analgésicos del segundo escalón, combinados con los del primer escalón más algún coadyuvante si es necesario. Si no mejora el paciente, se iniciarán los opioides potentes, combinados con los del primer escalón, con el coadyuvante si es necesario.
3. Si hay fallo en un escalón el intercambio entre fármacos del mismo escalón puede no mejorar la analgesia (excepto en el escalón 3).
4. Si el segundo escalón no es eficaz, no demorar la subida al tercer escalón.
5. La prescripción de co-analgésicos se basa en la causa del dolor y se deben mantener cuando se sube de escalón.
6. No mezclar los opioides débiles con los potentes.
7. Prescribir cobertura analgésica del dolor irruptivo.

Los fármacos analgésicos de interés en Atención Primaria pueden agruparse de la siguiente manera:
- Analgésicos no opioides (analgésicos periféricos).
- Analgésicos opioides (débiles y potentes).
- Coanalgésicos y coadyudantes.

Analgésicos no opioides: Los antiinflamatorios no esteroideos (AINEs) son un grupo heterogéneo de fármacos con propiedades analgésicas, antipiréticas, antiagregantes y antiinflamatorias.
Analgésicos opioides: Son compuestos naturales o sintéticos que se fijan a receptores específicos en el SNC y producen analgesia. Hay tres tipos de receptores opioides: μ (1 y 2), Kappa y Delta. La clasificación, basada en su interacción con los receptores, es la siguiente:

- Agonistas puros: interaccionan exclusivamente con los receptores μ: morfina, fentanilo, metadona, meperidina, codeína y tramadol.
- Agonistas parciales: presentan actividad intrínseca sobre los receptores μ limitada al 50%, pero con fuerte afinidad sobre los receptores μ: buprenorfina.
- Mixtos: son agonistas kappa y antagonistas μ: pentazocina.
- Antagonistas: se fijan al receptor μ y desplazan al opioide, revirtiendo su efecto: naloxona y naltrexona.

Las indicaciones son el tratamiento del dolor de intensidad moderada-severa. El dolor nociceptivo responde bien a este tipo de analgésicos, siendo la respuesta dosis dependiente. En el dolor neuropático la respuesta es variable, siendo frecuentemente necesarias más dosis, por lo que la posibilidad de aparición de efectos secundarios es mayor (7).

Atendiendo a su uso según la intensidad del dolor, es posible clasificarlos de la siguiente manera:
- Opioides «débiles»: codeína, dihidrocodeína, dextropropoxifeno y tramadol, situados en el segundo escalón de la OMS, indicados en el dolor leve-moderado.
- Opioides «potentes»: morfina, buprenorfina, fentanilo y metadona, situados en el tercer escalón, indicados en el tratamiento del dolor de moderado a intenso o muy intenso.

Fármacos coanalgésicos y coadyuvantes: Los fármacos coanalgésicos son medicamentos que se utilizan para el alivio del dolor solos o asociados con analgésicos, pero no clasificados como tales. Son muy importantes en el tratamiento del dolor neuropático.
Los más utilizados son los siguientes:

- Antidepresivos: los antidepresivos tricíclicos (ADT) han sido los que más eficacia han demostrado en el tratamiento del dolor neuropático. El fármaco de elección es la amitriptilina. La venlafaxina es un inhibidor de la recaptación de la serotonina y la noradrenalina (IRSN), y en menor grado de la dopamina. Puede llegar a ser una alternativa válida para el tratamiento del dolor neuropático.

• Anticonvulsivantes: son eficaces en el dolor neuropático. Los más empleados son la carbamacepina y la gabapentina.

Los fármacos coadyuvantes tratan síntomas que acompañan al dolor, como el insomnio, la ansiedad y la depresión. Se utilizan antidepresivos, corticoides, benzodiacepinas, neurolépticos, bifosfonatos, lidocaína tópica y capsaicina (8).

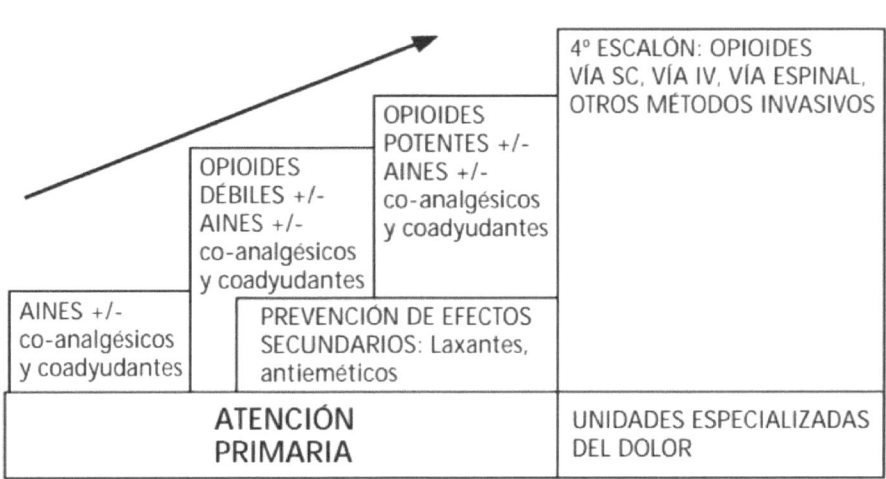

Figura: Tomado De Guía De Buena Práctica Clínica En Dolor Y Su Tratamiento (2)

Resumen del tratamiento según la escalera analgésica de la OMS

Los enfermos con dolor leve son indicación de tratamiento con fármacos como el Paracetamol, Aspirina u otros analgésicos antiinflamatorios no esteroideos (primer escalón). El dolor moderado se puede beneficiar de un tratamiento con opioides menores como la codeína. Se utilizan conjuntamente con analgésicos no opioides, ya que pueden ser aditivos o sinergistas. Los opiaceos actúan a través de receptores en el sistema nervioso central, mientras que los analgésicos no opioides ejercen su acción en la periferia (segundo escalón). Los enfermos con dolor severo necesitan tratamiento con opioides mayores como la morfina, fentanilo y la oxicodona de liberación retardada (tercer escalón).

Cuando no se obtiene una analgesia adecuada con opioides sistémicos, debe considerarse el cuarto escalón que incluye procedimientos como la analgesia continua espinal o epidural, bloqueo de nervios periféricos, bloqueo simpático, entre otros (6-8).

Tabla *Escala Analgésica De La O.M.S*

Escala Analgésica De La O.M.S			
Escalón I	Escalón II	Escalón III	Escalón IV
Analgésicos no opioides ± Coanalgésicos Paracetamol AINE Metamizo	Opioides débiles ± Coanalgésicos ± Escalón I Codeína Tramadol	Escalón III Opioides potentes ± Coanalgésicos ± Escalón I Morfina Oxicodona Fentanilo Metadona Buprenorfina	Métodos Invasivos ± Coanalgésicos

Fuente: Tomado De Guía Clínica de Tratamiento Del Dolor (3)

Tabla: *Analgésicos*

Fármaco	Dosis	Dosis máxima	Comentarios	Efectos secundarios
Paracetamol	Vía oral/vía rectal: -Recién nacidos a término < 10 días de vida: 10-15 mg/ kg/dosis cada 6 horas -Recién nacidos a término ≥ 10 días: 10-15 mg/kg/dosis cada 4-6 horas -Niños mayores de 1 mes: 10 a 15 mg/ kg cada 4 a 6 h.	90 mg/ kg/día en niños. Adultos 1 g/6 h 60 mg/kg/ día en recién nacido a término < 10 dais	-Efecto sinérgico con opioides -No efecto antiinflamatorio -No inhibe la función plaquetaria -No produce irritación gástrica ni reacciones de hipersensiblidad	-Toxicidad hepática -Contraindi cado: enfermedad hepática grave o hepatitis vírica -Si insuficienci a renal ajustar intervalo de administrac ión según aclaramient o de creatinina
	Vía intravenosa: -< 10 kg de peso: 7,5 mg/kg/dosis cada 6 horas (máximo 30 mg/kg/ día) -10-20 kg peso: 10-15 mg/ kg/dosis cada 6 horas (máximo 60 mg/kg/ día)	< 10 kg: 30 mg/kg/ día > 10 kg: 60 mg/kg/ día Adolesce ntes: 1 g/ 6 h		

Fármaco	Dosis	Dosis máxima	Comentarios	Efectos secundarios
Paracetamol	-20-50 kg de peso: 15 mg/ kg/dosis cada 6 horas o 12,5 mg/kg/dosis cada 4 horas (dosis máxima 750 mg/ dosis, no excediendo de 3750 mg/día) -> 50 kg peso: 1000 mg cada 6 horas o 650 mg cada 4 horas (máximo por dosis 1 g y dosis máxima diaria 4 g/día)			
Metamizol	Vía oral, rectal, intramuscular o intravenosa: -Dosis antipirética: 12,5 mg/ kg/dosis hasta cada 6 h -Dosis analgésica: 20-40 mg/ kg/ dosis -Presentación: metamizol sódico, metamizol magnésico	2 g/dosis 6 g/día	-No efecto antiinflamatorio o efecto leve -Analgésico más potente que paracetamol -Relajación de musculatura lisa -(útil en dolor cólico) -Edad: a partir de 3 meses o 5 kg -Intravenoso *off label* hasta el año de vida -Analgésico de 2.ª elección para dolor moderado de origen no inflamatorio	-Leucopenia y agranulocitosis -Hipotensión y cuadro vagal si se administra rápido por vía intravenosa -Contraindicado: porfiria aguda intermitente y déficit de G-6-P- DH, alteración médulo-ósea

Fuente: Manejo Del Dolor En Atención Primaria (4)

Tabla: *Analgésicos: antinflamatorios no esteroideos*

Fármaco	Vía administración y dosificación	Dosis máxima	Comentarios	Efectos secundarios
Ibuprofeno	Vía oral: 5-10 mg/kg/dosis cada 6-8 h Procesos reumatológicos: la dosis se puede aumentar hasta 20 mg/kg/dosis	-400 mg/dosis -40 mg/kg/día -Procesos reumatológicos: máximo por dosis 800 mg y por día 2400 mg/día	AINE preferido en niños porque es igualmente eficaz que otros AINE y tiene menos efectos secundarios No recomendado en menores de 3 meses Precaución en pacientes con insuficiencia renal, hepática o cardiaca	1. Gastrointestinales: son los más frecuentes, sobre todo en tratamientos crónicos: •Dolor abdominal •Náuseas y vómitos •Gastritis 1. Inhibición de la función plaquetaria 2. Toxicidad hepática 3. Fallo renal en pacientes hipovolémicos o con insuficiencia renal crónica 4. Toxicidad neurológica: •*Tinnitus* •Cefalea •Visión borrosa Contraindicaciones: alergia conocida a AINE, insuficiencia renal
Ketoprofeno	Oral: -2-15 años: 0,5 mg/kg/dosis cada 6-8 horas. -> 15 años: 50 mg cada 6-8 horas	-Dosis máxima diaria: 2 mg/kg/día o 200 mg/día -Máximo por dosis: 50 mg dosis	-Administrar con comida -Autorizado por la FDA en niños > 15 años -Uso desde los 2 años de edad -Indicaciones en niños: Procesos reumatológicos, cuadro dolorosos asociados a inflamación (dolor dental, traumatismo, dolor postquirúrgico)	
Naproxeno	Vía oral, rectal, intramuscular 5 mg/kg/dosis cada 8-12 h > 12 años: 200 mg cada 8-12 horas	500 mg/dosis 15 mg/kg/día	No recomendado en menores de 2 años	
Dexketoprofeno	Vía oral 25 mg cada 8 h o 12,5 mg cada 6 h Intramuscular o intravenosa 50 mg cada 8-12 h (1 mg/kg)	Vía oral: 100 mg/día Vía intramuscular/intravenosa: 50 mg/dosis o 150 mg/día	No recomendado en menores de 12 años	

Ketorolaco	Vía oral: con comida o leche -Niños > 16 años: 10 mg dosis cada 4-6 horas -Niños < 16 años: 1 mg/kg/dosis Vía intravenosa: -Niños de 1 mes a 2 años: 0,5 mg/kg/ dosis cada 6-8 horas, máximo 2-3 días de duración del tratamiento -Niños de 2 a 16 años y > 16 años con peso inferior a 50 kg: 0,5 mg/kg/ dosis Duración del tratamiento máximo 5 días -Niños > 16 años y con peso mayor a 50 kg: 30 mg/ dosis cada 6 horas Vía intramuscular: dosis única -Niños de 2 a 16 años y > 16 años con peso inferior a 50 kg: 1 mg/kg/ dosis (máximo 30 mg) -Niños > 16 años y con peso mayor a 50 kg: 60 mg/ dosis	Vía oral: máximo 40 mg/día Vía intravenosa: - Niños de 2 a 16 años y > 16 años con peso inferior a 50 kg: máximo 15 mg - Niños > 16 años y con peso mayor a 50 kg: 30 mg/dosis Vía intramuscular: dosis única - Niños de 2 a 16 años y > 16 años con peso inferior a 50 kg: máximo 30 mg - Niños > 16 años y con peso mayor a 50 kg: 60 mg/dosis	Autorizado para pacientes > 18 años Para cualquier indicación en la edad pediátrica Duración máxima: 7 días	1.Gastrointestinales: son los más frecuentes, sobre todo en tratamientos crónicos: •Dolor abdominal •Náuseas y vómitos •Gastritis 1.Inhibición de la función plaquetaria 2.Toxicidad hepática 3.Fallo renal en pacientes hipovolémicos o con insuficiencia renal crónica 4.Toxicidad neurológica: •*Tinnitus* •Cefalea •Visión borrosa Contraindicaciones: alergia conocida a AINE, insuficiencia renal
Diclofenaco	Vía oral o rectal: -1-12 años: 1 mg/kg/dosis cada 8-12 h -> 12 años 50 mg cada 8-12 h Vía intramuscular: > 12 años 50-75 mg cada 12 h	Vía oral/ rectal: 50 mg/dosis o 150 mg/día IM: 150 mg/día. Duración máx.: 2 días	Efecto espasmolítico (dolor cólico) No se puede administrar por vía intravenosa Autorizado para niños > 14 años Uso autorizado por la FDA en > 1 años con artritis idiopática juvenil	

Fuente: Manejo Del Dolor En Atención Primaria 9

Fármacos	Dosis	Dosis máxima	Comentarios	Efectos secundarios	
Opiáceos Menores	Codeína	Vía oral 0,5-1 mg/ kg/ dosis cada 4 h	60 mg/ dosis 240 mg/día	En 2017, la FDA emitió advertencias y contraindicaciones para el uso de codeína en menores de 12 años Uso en niños > 12 años dolor que no se alivia con paracetamol/ ibuprofeno Contraindicado: patología neuromuscular, pulmonar o cardiaca grave, amigdalectomía o adenoidectomía por SAOS, metabolizador ultrarrápido CYP2D6	Gastrointestinales: náuseas, vómitos, estreñimiento Depresión respiratoria excepcional (sobredosis)
	Meperidina	Subcutánea, intramuscular o intravenosa: 0,5-2 mg/ kg/dosis cada 4 h	100 mg/ dosis en < 50 kg 50 kg: 150 mg/dosis	Acción espasmolítica Solo está indicado en ficha técnica como medicación preanestésica. No efecto antitusígeno Contraindicado en niños menores de 6 meses No se recomienda por los riesgos asociados que comporta fundamentalmente crisis epilépticas	Vómitos, estreñimiento, retención orina, broncoespasmo, hipotensión, convulsiones en insuficiencia renal

Tramadol	Vía oral, rectal, subcutánea, intramuscular o intravenosa: 4-16 años: 1-2 mg/kg/ dosis cada 4-6 horas > 16 años: 50-100 mg/dosis cada 4-6 horas	400. mg/día	En 2017, la FDA emitió advertencias y contraindicaciones para el uso de tramadol en menores de 12 años Uso en niños: > 12 años y como dosis única en niños > 1 año Contraindicada en < 1 año, pacientes en tratamiento con IMAO, epilepsia no controlada, porfiria, insuficiencia respiratoria Precaución en pacientes con insuficiencia hepática o renal, amigdalectomía / adenoidectomía	Náuseas, vómitos, estreñimiento Mareo, vértigo, sedación, depresión del SNC, convulsiones Miosis, sequedad de boca, retención urinaria, broncoespasmo
Oxicodona	Vía oral 10 mg/ dosis cada 12 horas	160 mg/día 20 mg/dosis	Contraindicado en < 12 años	

Opiáceos Mayores	Morfina	Vía oral 0,2-0,5 mg/kg/dosis cada 4-6-8-12 h Vía oral retardada 0,3-0,6 mg/kg/dosis cada 12 h	15-20 mg/dosis	No efecto techo Inicio de acción rápido (en pocos minutos) Pico de efecto máximo a los 20 minutos	Depresión respiratoria: riesgo si dosis elevadas del fármaco, lactantes < 3 meses y prematuros, niños con insuficiencia respiratoria o pacientes neurológicos. Gastrointestinales: Náuseas, vómitos, estreñimiento, espasmo esfínter de Oddi.
		Intravenosa, subcutánea, intramuscular: 0,1-0,2 mg/kg/dosis cada 4-6-8-12 h Neonatos: 0,05 mg/kg/dosis cada 4-8 h	< 1 año: 2 mg/dosis 1-6 años: 4 mg/dosis 7-12 años: 8 mg/dosis > 12 años: 10mg/dosis	Duración: 4 horas Administración intravenosa: diluir en 5 ml de suero salino. Infusión en 4-5 min Vía oral: preferentemente con comida	
	Fentanilo	Intravenoso: 0,5-2 µg/kg/dosis Subcutáneo: 1-3 µg/kg/dosis Sublingual o intranasal: 1-2 µg/kg/dosis Nebulizado: 3 µg/kg/dosis Transmucoso: 10-15 µg/kg/dosis Transdérmico: 1 parche cada 72 horas	Intravenoso: 50 µg/dosis Nebulizado: 100 µg/dosis	No efecto techo 100 veces más potente que morfina Puede provocar rigidez torácica si se administra en bolo rápido Efecto rápido (pico: 2-3 minutos). Duración 30-45 minutos. Útil para analgesia simple	Retención urinaria Hipotensión precaución en pacientes hipovolémicos). Euforia, trastornos sueño, convulsiones Prurito por liberación de histamina. Tolerancia a los 10-20 días de tratamiento Dependencia física a las 2-3 semanas. Antídoto: Naloxona

Tabla: *Analgésicos opiáceos*

BIBLIOGRAFÍA

1. Dr. Gerardo Correa Illanez. Dolor Neuropático, Clasificación Y Estrategias Del Manejo Del Dolor Para Médicos Generales .Revista Clinica Condes.2014 189-199 https://www.clinicalascondes.cl/Dev_CLC/media/Imagenes/PDF%20revista%20m%C3%A9dica/2014/2%20marzo/3-Dr.Correa.pdf
2. R.A.Cruciani, M.J.Nieto. Fisiopatología Y Tratamiento Del Dolor Neuropático.Revista Sociedad Española Vol 13 2006 http://scielo.isciii.es/pdf/dolor/v13n5/revision1.pdf
3. Ana Fomies, Francisco García, Mercedes Sierra, Jose Ortiz. Dolor, Sociedad Española de Geriatría y Gerontología, 2011. 721-731. https://www.segg.es/media/descargas/Acreditacion%20de%20Calidad%20SEGG/CentrosDia/ManualResidenteGeriatria-2.pdf
4. Patricia Bonilla ,Liliana de Lima, Paola Díaz, Martha León, Marcela González.Uso de Opiodes en el tratamiento del dolor.OMS.2011. https://cuidadospaliativos.org/uploads/2012/11/ManualOpioides.pdf
5. M.S.Serrano, J.Caballero, A.Cañas,L.Garcia,J.Prieto. Valoración del Dolor.Revista Sociedad Española Del Dolor 2002.9;109-121. http://revista.sedolor.es/pdf/2002_02_06.pdf
6. F P. Dolor Tipos de dolor y escala terapéutica de la O . M . S . Dolor iatrogénico. Oncol. 2005;28(3):139–43.
7. Blanco E, Espinosa J, Carrera H, Rodríguez M. BUENA PRÁCTICA CLÍNICA en Dolor y su tratamiento [Internet]. Atencion primaria de calidad. 2009. 1–120 p. Available from: https://www.cgcom.es/sites/default/files/guia_dolor_0.pdf
8. Bader P, Echtle D, Fonteyne V, Livadas K, Meerleer G De, Borda AP, et al. Guía clínica sobre el tratamiento del dolor. Eur Assoc Urol [Internet]. 2010;1186–92. Available from: http://uroweb.org/wp-content/uploads/16-GUIA-CLINICA-TRATAMIENTO-DOLOR1.pdf
9. Míguez C, Guerrero G, Navazo S. Manejo del dolor en Atención Primaria. Curso Actual Pediatría 2018. 2018;3:377–93.

CAPÍTULO 2

Autor: Dra. Alejandra Jazmín Granizo Rubio
Escabiosis

Definición

La Escabiosis también llamada Sarna es una infección de la piel producida por el ácaro Sarcoptes scabiei var. Hominis que produce una erupción intensamente pruriginosa, de predominio nocturno, con un patrón de distribución característico(1).

"Sarcoptes" deriva de las palabras griegas "sarx" que significa "carne" y koptein que significa "herir o cortar". La palabra "Scabiei" deriva del latin "scabere" cuyo significado es "rascar". La incidencia de Escabiosis presenta fluctuaciones cíclicas en todo el mundo y se reportan aproximadamente 300 millones de casos cada año, condiciones de hacinamiento incrementan su prevalencia en la población(2).

El diagnóstico es sencillo al conocer sus características clínicas distintivas, su tratamiento es económico y de fácil acceso(1).

Epidemiología

En todo el mundo, la sarna afecta a 200 a 300 millones de personas anualmente, con amplias variaciones en la prevalencia entre regiones geográficas individuales. La condición es más frecuente en las regiones tropicales y de recursos limitados. Una revisión sistemática publicada en el 2015 de 48 estudios de población para todas las regiones del mundo, con la excepción de América del Norte, mostró que la prevalencia de sarna varía de 0.2 a 71.4%(2).

Afecta predominantemente a niños que viven en las zonas tropicales sobrepobladas, afecta a hombres y mujeres por igual y sus diferencias étnicas probablemente estén relacionadas con variables como la sobrepoblación de viviendas, así como factores socioeconómicos y de comportamiento, en lugar de las variables raciales por sí mismas(3).

Factores de riesgo y fisiopatología

Los factores que predisponen a esta entidad incluyen mala higiene, desnutrición, pobreza, hacinamiento, acceso reducido a la atención médica, contacto sexual indiscriminado, demencia, e inmunodeficiencia. Instituciones como hospitales, asilos, escuelas, residencias de ancianos, cuarteles o establecimientos penitenciarios constituyen lugares de fácil diseminación. Niños menores de dos años y adultos mayores corren mayor riesgo(1).

Sarcoptes scabiei un parásito humano obligado, miembro de la familia Sarcoptidae, que pertenece al orden Astigmata, en la subclase Acari, clase Arachnida. El parásito es blanco-marrón y tiene 4 pares de patas. Los ácaros hembras tienen un tamaño de aproximadamente 0.3 x 0.4 mm y son aproximadamente el doble del tamaño de los ácaros machos(4). Figura 1

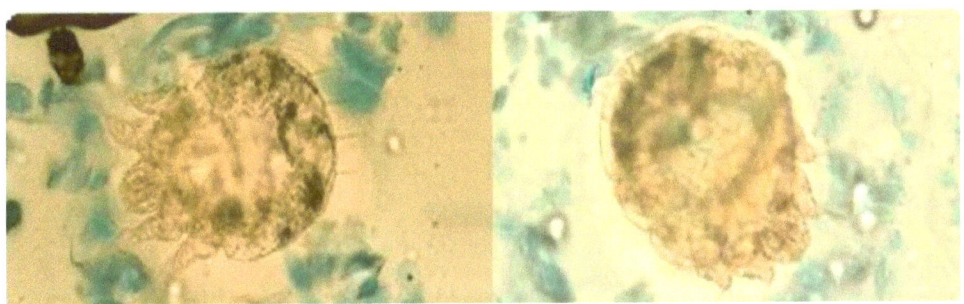

Figura1. *Ejemplares microscópicos adultos de S. Escabei*

Estos ácaros hembras adultas fertilizadas se introducen en el estrato córneo. Una vez allí, depositan sus huevos en un promedio de 0 a 4 huevos por día hasta durante 2 meses. Sin embargo, menos del 10% de estos huevos se convertirán en ácaros maduros(4).

El ciclo de vida completo del desarrollo, desde el huevo hasta el adulto, abarca aproximadamente 2 semanas. Una vez que los ácaros han alcanzado la etapa adulta, dejan sus madrigueras y emergen en la superficie de la piel, donde se aparean, repitiendo así el ciclo de vida. Los ácaros machos no forman madrigueras, sino que permanecen en la superficie de la piel, buscando nuevas hembras para aparearse y morir después del apareamiento. El número promedio de ácaros en un huésped infectado generalmente es de alrededor de 10 a 12; este número relativamente bajo de ácaros podría explicarse como resultado de la eliminación mecánica de los ácaros por rascado, así como la respuesta inmune del huésped(5). Figura 2

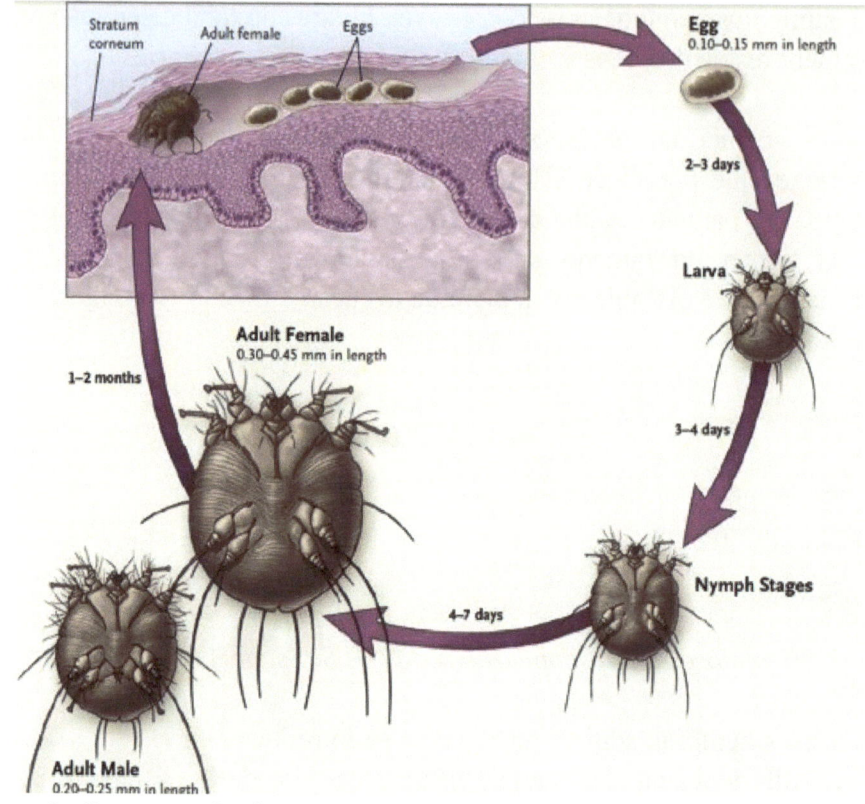

Figura 2. *Sarcoptes Scabei Ciclo reproductivo*

La diseminación se da generalmente de persona a persona, por contacto directo y aunque es poco usual, se ha reportado el contagio por medio de fómites (viabilidad de 2 a 5 días) que implican el uso o manejo de ropa contaminada, compartir cama recientemente ocupada por un individuo infestado(6).

La transmisión de padres a hijos y sobre todo de madre a hijo, es muy común. En los adultos jóvenes, el modo de transmisión más frecuente es por contacto sexual. Figura 3. En ambientes con alta humedad estos ectoparásitos pueden sobrevivir mucho más tiempo(5).

Los animales también pueden contraer sarna, sin embargo la subespecie que produce infección en perros y gatos son diferentes a las que infectan a los seres humanos(7).

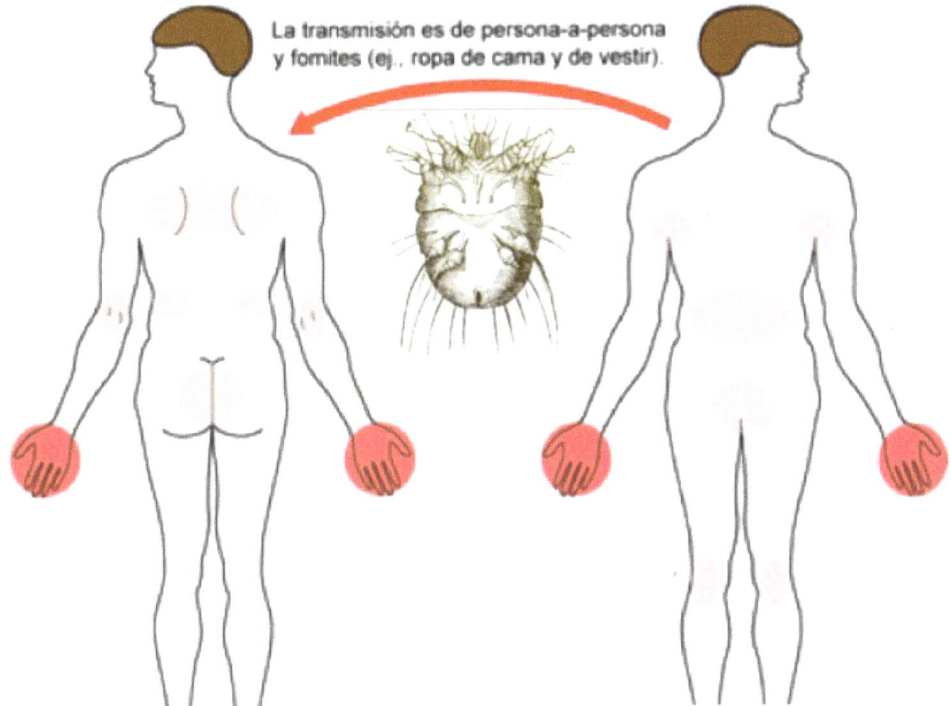

Figura 3. *Sarcoptes scabei -Transmisión persona a persona*

Cuadro clínico

Las principales manifestaciones se dan en la piel y son el resultado de reacciones a los ácaros, su saliva, huevos así como excremento. Debido a que estos hallazgos se dan por una reacción de hipersensibilidad tipo IV tardía, los síntomas generalmente ocurren hasta 4 semanas después de la infestación inicial.

La sarna clásica se caracteriza por la presencia de erupciones papulares y eritematosas, se pueden visualizar madrigueras y el paciente referirá prurito intenso en gran parte de los casos de predominio nocturno el mismo que también puede presentarse en áreas de piel no afectadas(5).

Las pápulas son múltiples, eritematosas y generalmente de 1 a 2 mm de diámetro, algunas pueden presentarse excoriadas, con costras o escamas(5). Figuras 4 y 5.

Las madrigueras son líneas serpinosas blanquecinas en la epidermis externa de varios milímetros de longitud. Están ubicadas clásicamente en los espacios interdigitales de la mano, la superficie flexural de las muñecas, codos, genitales, axilas, ombligo, línea del cinturón, pezones, nalgas y el eje del pene(8). Figura 6 y 7

Escabiosis nodular
La sarna nodular es una variante clínica que ocurre en aproximadamente el 7% de los casos. En esta variante, los nódulos extremadamente pruríticos de 2–20 mm de tamaño están presentes en los genitales, las nalgas, la ingle y las regiones axilares.

Los nódulos son de color rojizo a marrón, y debido a que no contienen ácaros, se cree que son secundarios a reacciones de hipersensibilidad intensa a los productos de ácaros(7).

Escabiosis costrosa
Tambien llamada sarna noruega, fue descrita originalmente por Danielson y Bock en 1848 entre pacientes con lepra . Actualmente, la mayoría de los casos de esta variante se desarrollan en pacientes con infección por VIH o HTLV-1 o posterior a inmunosupresión después de quimioterapia o trasplante de órgano. La sarna con costra también se ha descrito en pacientes con síndrome de Down(7).

Aproximadamente el 40% de estos casos carecen de un factor de riesgo identificable, lo que sugiere una predisposición hereditaria a esta variante. Se presenta como dermatitis psoriasiforme con una distribución acral y escamas blanquecinas variables. Por lo general, involucra el área subungueal con hiperqueratosis extensiva que conduce al engrosamiento de las uñas y la distrofia(8).

Tiene una alta tasa de mortalidad debido a sepsis secundaria e, históricamente, tiene una tasa de mortalidad a 5 años de hasta 50%(7). Figuras 8 y 9

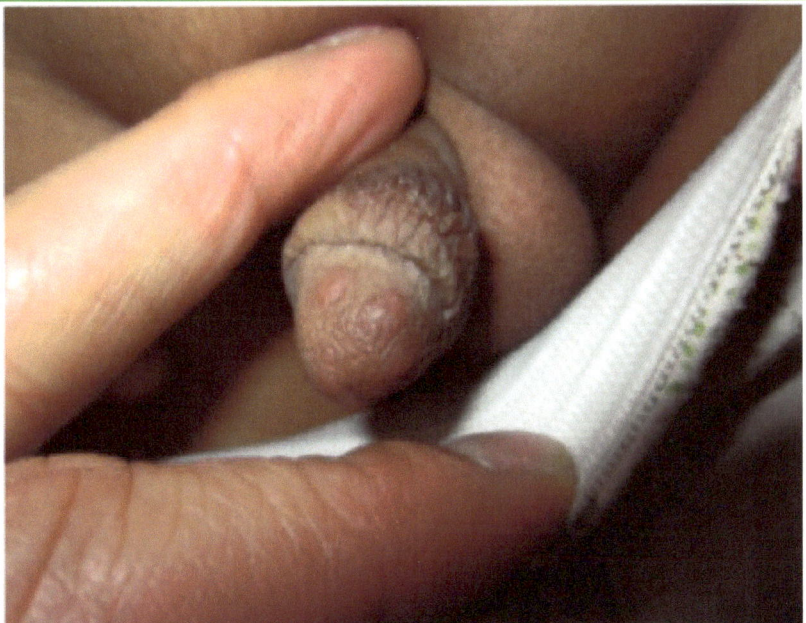

Figura 6. *Nódulos eritematosos en el glande del pene de un paciente pediátrico con escabiosis.*

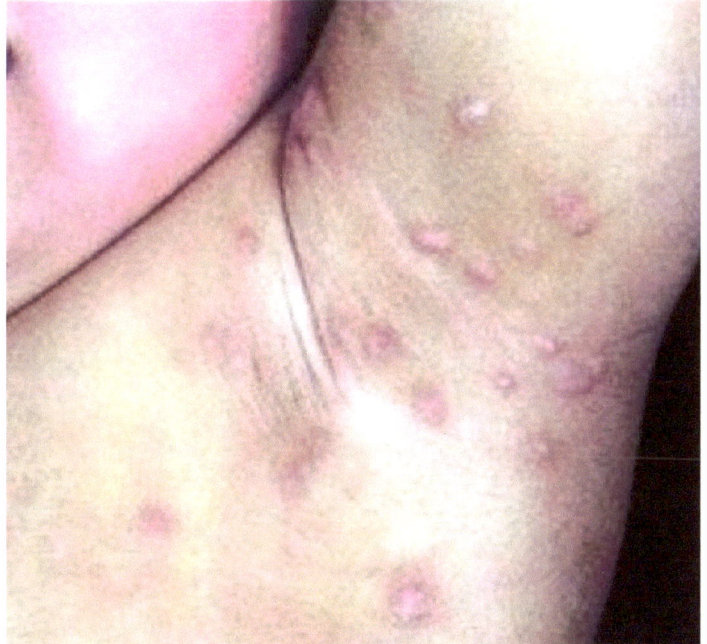

Figura 7. *Escabiosis en región axilar en un paciente pediátrico.*

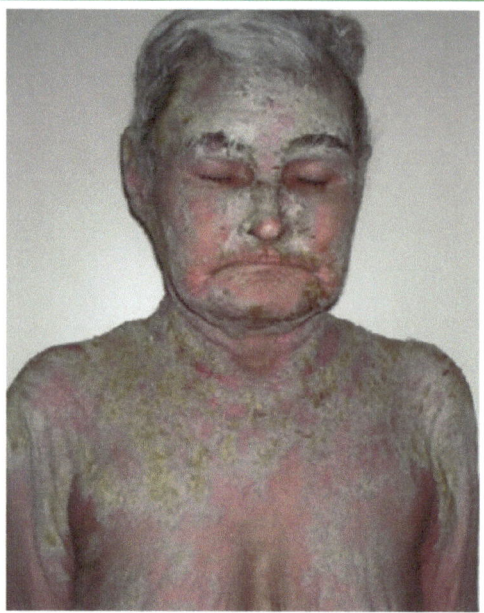

Figura 8. *Costras gruesas y fisuras producidas en Escabiosis Costrosa (vista anterior).*

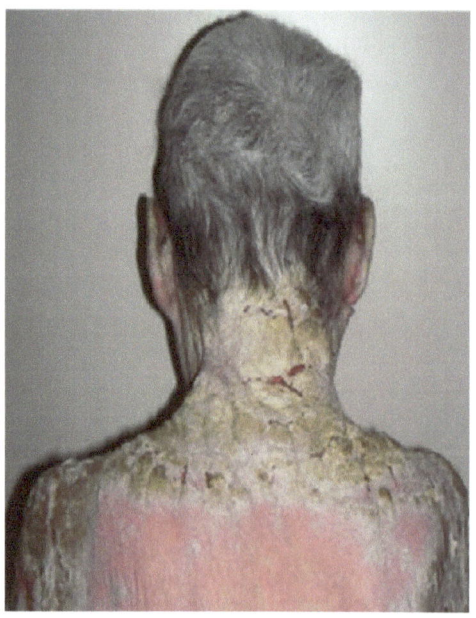

Figura 9. *Costras gruesas y fisuras producidas en la Escabiosis Costrosa (vista posterior)*

Diagnóstico

El diagnóstico de sarna se basa principalmente en el historial y el examen físico, así como el antecedente de infección concurrente entre los miembros del hogar y los contactos cercanos. Cualquier paciente con prurito generalizado, de predominio nocturno, debe hacernos sospechar de escabiosis, sobre todo en zonas endémicas y cuando hay contactos positivos, existen gran variedad de métodos diagnósticos (4). Tabla 1

Es importante tomar en cuenta los posibles diagnósticos diferenciales asociados a esta patología por su presentación clínica. Tabla2

Métodos diagnósticos
Raspado de piel.
Microscopía de bajo poder.
Biopsia por rasurado.
Dermatoscopía.
Prueba de fluorescencia de tetraciclina.

Tabla1. *Escabiosis y métodos diagnósticos*

Diagnósticos diferenciales
Dermatitis atópica
Dermatitis por contacto
Dermatitis herpetiforme
Dermatitis seborreica
Urticaria papular
Ptiriasis rosácea
Impétigo
Psoriasis
Sífilis

Tabla2. *Escabiosis y principales diagnósticos diferenciales*

La prueba de la cinta adhesiva para la Escabiosis implica el uso de cinta trasnparente con adhesivo fuerte (ejemplo, cinta para empacar), la cinta se pega directamente en una lesión y luego se quita rápidamente (6).

Posteriormente se aplica a un portaobjeto y se observa al microscopio para buscar ácaros y huevos, es de gran utilidad en niños que no toleran los raspados de piel. El método diagnóstico habitual es el raspado de piel con un bisturí y aceite en la pápula del extremo distal del túnel. En los adultos, las zonas más útiles para la toma de muestra son las regiones interdigitales, los lados de las manos, muñecas, codos, axilas, ingle y pies. En los lactantes y niños pequeños son útiles muestras de las palmas, las plantas o el torso. Este procedimiento permite la identificación de los ácaros o huevos en los raspados de los túneles o pápulas. Las dificultades para desarrollar una prueba serológica para escabiosis estriban en la falta de un sistema de cultivo, un modelo animal, y la frecuente mimetización con antígenos de otros ácaros, incluidos los del polvo doméstico (6).

Tratamiento
El tratamiento de la escabiosis debe instituirse una vez confirmado el diagnóstico y las terapias pueden ser tópicas, sistémicas y combinadas. Es importante que el tratamiento sea ofrecido a todos los contactos familiares y las parejas sexuales explicando, por escrito, la naturaleza de la enfermedad y aconsejando evitar el contacto físico hasta haber concluido la terapia. En ocasiones será necesario recurrir al uso de antihistamínicos tanto para aliviar el prurito como para paliar los efectos irritantes de los tratamientos tópicos(7).

Tratamientos tópicos
deben aplicarse en todo el cuerpo, incluyendo piel cabelluda, bajo las uñas (ante la posibilidad de escabiosis ungueal) y pliegues cutáneos, durante 30 minutos; en los bebés también deberá usarse en la región facial, por la posibilidad de contagio durante el amamantamiento. La persona que aplica el tratamiento de escabiosis, deberá utilizar guantes. Las complicaciones más frecuentes de esta terapia son eccema post-Escabiosis, hiperpigmentación post-inflamatoria y prurigo nodular (5,6). Tabla 2

Escabiosis – Tratamientos tópicos	
1. El azufre precipitado 5 y 10%	Azufre precipitado al 5% : niños de 1 Azufre precipitado al 10% : pacientes adultos. La aplicación consiste en frotación durante 30 minutos y lavado posterior, repitiendo cada 6 horas durante 3 días. El tratamiento habrá de repetirse al cabo de una semana. Seguro en lactantes y gestantes(4).
2. Crotamitón crema 10%	Suele enjuagarse hasta 24 horas después de su aplicación, repitiendo la aplicación 10 a 14 días después. Su eficacia como escabicida es escasa y el uso en niños y mujeres embarazadas es cuestionable, por lo que no debe utilizarse como monoterapia.(4)
3. Benzoato de bencilo 12.5 y 25%	Puede emplearse en niños menores de 5 años en concentración de 12.5% ,y en adultos y mujeres embarazadas al 25%. Debe lavarse transcurridas 24 horas y repetir la aplicación durante 2 o 3 días, con un segundo ciclo después de una semana de la primera aplicación. Esta sustancia causa una intensa irritación en la piel escoriada y puede provocar conjuntivitis si se aplica cerca de los ojos(8).
4. Permetrina crema 5%	Se aplica por frotación durante 30 minutos, dejando actuar por 8 horas. Es la sustancia de elección en numerosos países por su buen perfil clínico y alta eficacia. Su absorción cutánea es muy escasa y se elimina completamente en una semana, está indicada en niños mayores de 2 meses de edad. Estudios clínicos demuestran que una sola aplicación de permetrina crema 5% logra una resolución clínica 97.8%(8).
5. Ivermectina loción 1%	Se prepara diluyendo 1 gramo de ivermectina en 100 ml de propilenglicol. Debe aplicarse en todo el cuerpo con frotación durante 30 minutos, dejando que actúe 8 horas. Su principal desventaja es que no posee acción ovicida, por lo que es indispensable aplicar una segunda dosis después de 7 a 14 días de la aplicación inicial(4).

Tabla2. *Principales agentes empleados en el tratamiento de la Escabiosis*

Se recomienda indicar emolientes, urea y esteroides una vez terminado el tratamiento, así como en casos de escabiosis nodular (5).

Tratamientos Sistémicos

Ivermectina es un antihelmíntico obtenido de la tierra de la península de Izu, Japón, utilizándose ampliamente en el tratamiento de la oncocercosis, filariasis, pediculosis y demodecidosis.

Se ha postulado que esta sustancia suprime la actividad de GABA, por lo que debe utilizarse con cautela en combinación con otros fármacos que dependen de dicho neurotransmisor. Algunos autores informan que el prurito del cuadro sarnoso puede aumentar días después de su administración debido una reacción alérgica a los productos de los ácaros muertos (7).

La dosis recomendada es de 200 µg/kg de peso, en dos dosis, con intervalos de 10 a 15 días. Transcurrido un mes después de la segunda dosis, 98-99% de los pacientes logran la remisión clínica y alivio del prurito. Ivermectina es segura en niños mayores de 2 años o con más de 15 kg de peso corporal (6).

Terapéutica no farmacológica
No se recomienda aislar al paciente que presenta la variante clásica, pues el ácaro no vive fuera del huésped humano de manera que tampoco resulta útil fumigar la casa. En cambio, en la variedad costrosa habrá que evaluar la necesidad de aislamiento y tratamiento intrahospitalario, así como el uso de insecticidas piretroides en el ámbito doméstico. Es importante advertir a los pacientes que el prurito puede persistir hasta un mes después de concluir el tratamiento (8).

La ropa , las sábanas, almohadas, camas y/o hamacas utilizadas las 48 a 72 horas y un día después de iniciado el tratamiento, debe mantenerse en agua con detergente por lo menos durante 1 hora y luego lavarse (si es posible en lavadora y secadora a 60 °C) si no es posible exponerla al sol durante todo el día (5).

Aquellos objetos que no pueden ser lavados, se deben colocar en una bolsa de plástico sellada por 72 horas o más, ya que el ácaro no sobrevive más tiempo fuera del humano (4).

Es importante informar al paciente que se trata de una enfermedad transmisible y que debe evitar contacto físico, hasta que se haya completado el tratamiento (4).

Pronóstico
Es excelente en la mayoría de los casos ya que con medidas terapéuticas óptimas esta patología se resuelve sin problemas a largo plazo, un caso severo con abundante descamación o costra, puede ser un signo de que el paciente posee algún tipo de inmunodeficiencia. En casos graves o resistentes a tratamiento se debe descartar VIH (6).

BIBLIOGRAFÍA

1. Awrajaw Dessie, Bikes Destaw, Walelegn Worku Yallew and Zemichael Gizaw: Prevalence and associated factors of scabies among schoolchildren. Environmental Health and Preventive Medicine. 2019 May; 24(7):pp.1-8.
2. Alexander K.C. Leung1,*, Joseph M. Lam2 and Kin F. Leong: Scabies: A Neglected Global Disease. Current Pediatric Reviews. 2019 July;15(0)1-9.
3. Bimbi C, Brzezinski P, Sokolowska-Wojdylo M. Crusted (Norwegian) scabies as a strong marker of adult T-cell leukemia/lymphoma in HTLV-1 infection. Clin Case Rep 2019; 7(3): 474-6.
4. Thomas J, Peterson GM, Walton SF, Carson CF, NauntonM, Baby KE. Scabies: an ancient global disease with a need for new therapies. BMC Infect Dis 2015; 15: 250.
5. Luis Shimose & L. Silvia Munoz-Price: Diagnosis, Prevention, and Treatment of Scabies. skin, soft tissue, bone, and joint infections. 2013 August;19(3):pp-65-77
6. Gobierno Federal: Guia de práctica clínica;Diagnóstico y Tratamiento de Escabiosis. México: Secretaria de Salud.2012.
7. Antonio Plascencia Gómez, Héctor Proy Trujillo, Nixma Eljure López, Carlos Atoche Diéguez, Claudia Calderón Rocher: Escabiosis: una revisión. Dermatología CMQ. 2013 July;11(3):217-223
8. María Luz Bollea Garlatti, Aldana Soledad Vacas, Dariela Capacho Estada, Luis Agustín Bollea Garlatti, Ana Clara Torre, Paula Enz y Alicia María Kowalczuk: Serie parasitosis en dermatología. Escabiosis. Iconografía dermatológica. 2016 July; 36(2): 75-78.
9. Ahmad HM, Abdel-Azim ES, Abdel-Aziz RT. Clinical efficacy and safety of topical versus oral ivermectin in treatment of uncomplicated scabies. Dermatol Ther (Heidelb) 2016; 29(1): 58-63.

CAPÍTULO 3

Autor: Dr. David Fernando Rodríguez Becerra
Coautor: Dra. Aracely Vanessa Aguilar Cobo
Prevención, diagnóstico y tratamiento de la anemia en pacientes pediátricos y adultos

Definición

Se define anemia como 'disminución de la masa de glóbulos rojos y/o de la concentración de hemoglobina por debajo del segundo desvío estándar respecto de la media para edad y sexo´ (se debe tener en cuenta que, sobre la base de esta definición, se diagnosticarán como anémicos un 2,5% de niños normales). Para poblaciones que viven en la altura, se debe calcular que la concentración normal de hemoglobina aumenta en 1,52 g/dL por cada 1000 m que se ascienden sobre el nivel del mar (s.n.m.) (1). La anemia es un problema de salud pública que afecta a países desarrollados y subdesarrollados con consecuencias severas tanto para la salud como para el desarrollo social y económico. Ocurre en todas las etapas de la vida pero tiene mayor prevalencia en las mujeres embrazadas y niños (1).

La anemia por deficiencia de hierro en el año 2012 fue considerada a nivel mundial como uno de los factores contribuyentes de la carga global de enfermedades, generalmente se asume que el 50 % de los casos de anemia son debidos a deficiencia de hierro, pero la proporción puede variar de acuerdo a los grupos de población y diferentes áreas de acuerdo a las condiciones locales (2).

Los principales factores de riesgo para desarrollar anemia por deficiencia de hierro son:
- Bajo aporte de hierro.
- Perdidas sanguíneas crónicas.
- Mala absorción del hierro.
- Etapas del desarrollo durante la vida en las cuales las necesidades y el metabolismo del hierro varían (2).

Corrección de los niveles de hemoglobina en relación con la altitud

Altitud (metros sobre el nivel del mar)	Hemoglobina ajuste g/dl
<1000	0
1000-1499	0.2
1500-1999	0.5
2000-2499	0.8
2500-2999	1.3
3000-3499	1.9
3500-3999	2.7
4000-4499	3.5
4500-4999	4.5

Fuente: *WHO. Hemoglobin concentrations for the diagnosis of anemia and assessment of severity*

Epidemiologia

A nivel mundial, la anemia afecta a 1620 millones de personas y la prevalencia más alta se encuentra en los niños menores de 5 años, esta población tiene una alta predisposición a presentar reservas inadecuadas de hierro al nacimiento por sus mayores requerimientos nutricionales debido al rápido crecimiento (3).

Según la Organización Panamericana de Salud (OPS), estima que más de 2000 millones de personas presentan deficiencia de hierro; la prevalencia de anemia entre las embarazadas, los infantes y los menores de dos años en los países en desarrollo supera el 50% (4).

En ecuador la prevalencia de desnutrición y anemia a nivel nacional en niños de edad preescolar es del 34.1% y 25% respectivamente. La anemia es el resultado de una diversidad de causas pero la más común en nuestro medio es la deficiencia de hierro ya sea por falta de aporte nutricional o aumento en los requerimientos del mismo (5).

Deficiencias de Micronutrientes a Través de Indicadores Bioquimicos
Comparación de la prevalencia de anemia en menores de 5 años (Hb:< 11g/dL) entre la DANS 1986 y la ENSANUT-ECU 2012, (%)

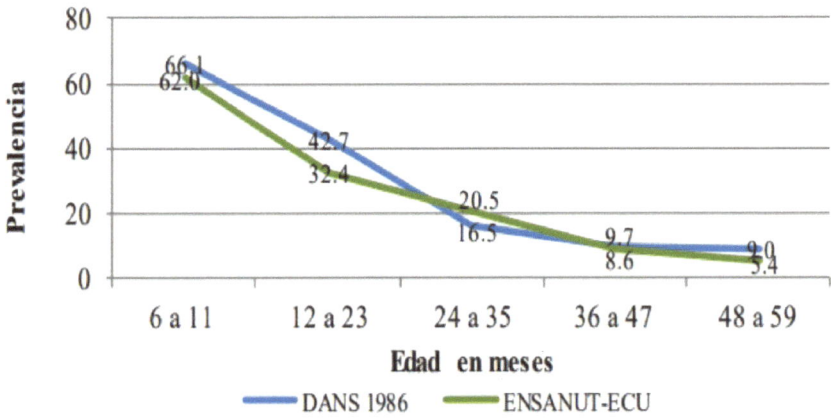

Fuente: *ENSANUT-ECU. 2011-2013. MSP. INEC.* Elaboración: *Freire et al*

Prevalencia de Anemia por Deficiencias de Hierro, Deficiencia de Zinc y de Vitamina A en Menores de 5 Años por Edad en Meses (%)

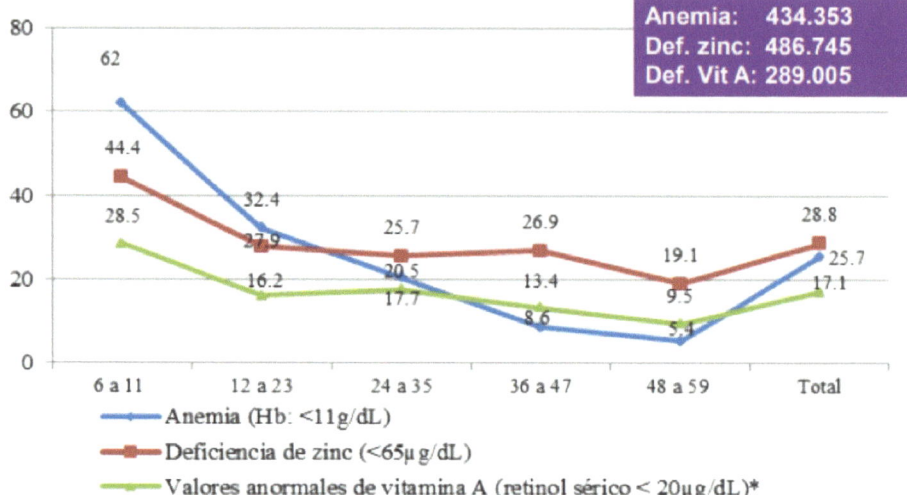

Fuente: *ENSANUT-ECU. 2011-2013. MSP. INEC.* Elaboración: *Freire et al*

Anemia (Hb < 12 Mg/Dl) y Prevalencia de Deficiencia de Zinc en Mujeres en Edad Fértil de 12-49 Años, a Escala Nacional y por Rangos de Edad

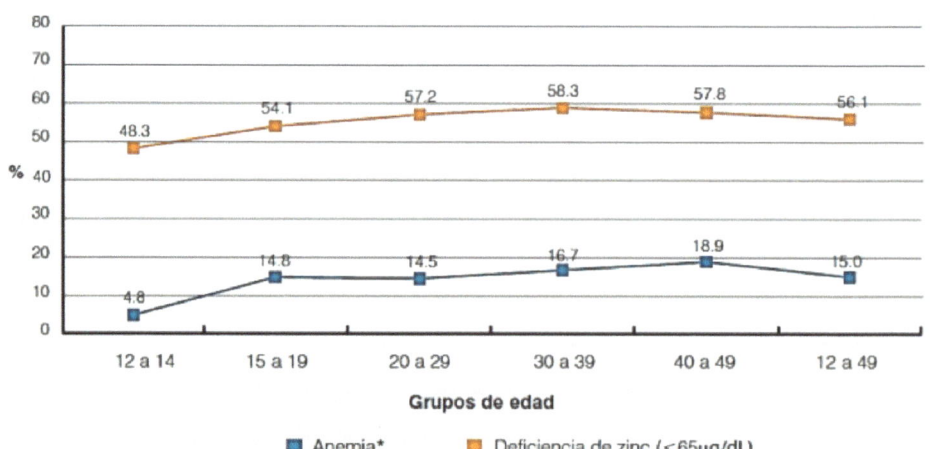

*Valor de punto de corte para definir anemia: Adolescentes de 12 a 14 años: <12g/dL; Mujeres mayores de 15 años no embarazadas:< 12g/dL.
Fuente: ENSANUT-ECU. 2011-2013. MSP. INEC. Elaboración: Freire et al

Fisiopatología

El hierro se distribuye en metabólito activo y depósitos. El hierro corporal total es de alrededor de 3,5 g en hombres sanos y de 2,5 g en mujeres; la diferencia se relaciona con el menor tamaño corporal de ellas y la escasez de hierro de reserva por las pérdidas menstruales. La distribución del hierro corporal es:
- Hemoglobina: 2 g (hombres), 1,5 g (mujeres)
- Ferritina: 1 g (hombres), 0,6 g (mujeres)
- Hemosiderin: 300 mg
- Mioglobina: 200 mg
- Enzimas tisulares (hemo y no hemo): 150 mg
- Compartimento de transporte de hierro: 3 mg

Metabolismo del hierro y síntesis del hemo

El Fe es imprescindible para la síntesis de una multitud de proteínas y enzimas de las que es parte componente o que lo utilizan como cofactor. Casi las dos terceras partes del Fe corporal se encuentran en la hemoglobina; el 25 % está contenido en las reservas movilizables y el resto está unido a la mioglobina (6).

Una fracción pequeña, pero significativa, se encuentra formando parte de la amplia variedad de enzimas relacionadas con el metabolismo oxidativo y otras funciones celulares (6).

El Fe es continuamente reciclado y estrictamente conservado por el organismo. La clave del suministro y homeostasia sistémica del Fe radica en la regulación de los niveles plasmáticos del mineral. Así, en la deficiencia de Fe se afectan la capacidad de transportar electrones y el metabolismo energético. Clínicamente, la deficiencia puede llegar a causar anemia y afectación del neurodesarrollo (6).

Contrariamente, el exceso de Fe provoca complicaciones como son los desórdenes endocrinos, cirrosis hepática y disfunción cardiaca. Esta es la razón de la estricta regulación de la homeostasia del hierro corporal en la cual están implicadas un número importantes de proteínas, muchas de las cuales han sido descritas en las últimas décadas. Las alteraciones en estas proteínas conducen a desórdenes del metabolismo del Fe que se caracterizan por la sobrecarga, la deficiencia o la mala distribución del mineral Las células involucradas en la homeostasia del Fe son los enterocitos duodenales, los hepatocitos, los macrófagos y los precursores eritroides (6).

Absorción de hierro

El hierro se absorbe en el duodeno y el segmento superior del yeyuno, y depende del tipo de molécula de hierro y de qué otras sustancias se ingieran. La absorción de hierro es óptima cuando los alimentos contienen hierro en forma de hemo (carne). El hierro no hemo de la dieta suele estar en estado férrico y debe ser reducido al estado ferroso y liberado de los alimentos por las secreciones gástricas. La absorción del hierro no hemo se reduce en presencia de otros alimentos (p. ej., fitatos y polifenoles de fibras vegetales, tanatos del té, incluidas fosfoproteínas, salvado) y ciertos antibióticos (p. ej., tetraciclinas). El ácido ascórbico es el único elemento conocido de la dieta habitual que aumenta la absorción de hierro no hemo (7).

La dieta estadounidense promedio, que contiene 6 mg de hierro elemental/ 1.000 kcal de alimento, es adecuada para la homeostasis del hierro. De alrededor de 15 mg/día de hierro de la dieta, los adultos absorben sólo 1 mg, que es la cantidad aproximada que se pierde diariamente por descamación celular de la piel y el intestino. En la depleción de hierro, se incrementa la absorción debido a la supresión de la hepcidina, un regulador clave del metabolismo del hierro; sin embargo, la absorción rara vez aumenta a> 6 mg/ día, a menos que se agregue un suplemento de hierro. Los niños tienen mayor necesidad de hierro y parecen absorber más para satisfacerla (7).

Transporte y utilización de hierro

El hierro de las células de la mucosa intestinal es transferido a la transferrina, una proteína de transporte de hierro sintetizada en el hígado; la transferrina puede transportar hierro de las células (intestinales, macrófagos) a los receptores específicos de los eritroblastos, las células placentarias y las células hepáticas. Para la síntesis de hemo, la transferrina transporta hierro a las mitocondrias de los eritroblastos, que lo introducen en la protoporfirina para que ésta se convierta en hemo. La transferrina (semivida plasmática, 8 días) es extruida para ser reutilizada.

La síntesis de transferrina aumenta con la deficiencia de hierro, pero disminuye con cualquier tipo de enfermedad crónica (7).

Almacenamiento y reciclado de hierro
El hierro que no se utiliza para la eritropoyesis es trasladado por la transferrina, una proteína transportadora de hierro, a los depósitos de hierro; el hierro se almacena en 2 formas: ferritina y hemosiderina. La más importante es la ferritina (un grupo heterogéneo de proteínas que rodean un núcleo de hierro), que es una fracción soluble y de depósito activo localizada en hígado (hepatocitos), médula ósea y bazo (en macrófagos), en los eritrocitos y en el suero. Se dispone fácilmente del hierro almacenado en forma de ferritina para cualquier requerimiento corporal. La concentración de ferritina circulante (suero) corre paralela al tamaño de las reservas corporales (1 ng/mL = 8 mg de hierro en el pool de almacenamiento). El segundo depósito de hierro es la hemosiderina, que es relativamente insoluble y se almacena sobre todo en el hígado (en las células de Kupffer) y en la médula ósea (en macrófagos).

Como la absorción es tan limitada, el cuerpo recicla y conserva el hierro. La transferrina capta y recicla el hierro disponible de los eritrocitos envejecidos que son fagocitados por fagocitos mononucleares. Este mecanismo aporta alrededor del 97% del hierro diario requerido (alrededor de 25 mg). Con el envejecimiento, los depósitos de hierro tienden a aumentar porque la eliminación de éste es lenta (8).

Deficiencia de hierro
La deficiencia de hierro evoluciona en estadios. En el primer estadio, el requerimiento de hierro supera la ingesta, lo que causa depleción progresiva de los depósitos de hierro de la médula ósea. A medida que disminuyen los depósitos, aumenta en compensación la absorción de hierro de la dieta. Durante estadios más tardíos, la deficiencia altera la síntesis de eritrocitos, y la consecuencia final es la anemia. La deficiencia de hierro intensa y prolongada también puede causar disfunción de las enzimas celulares que contienen hierro (8).

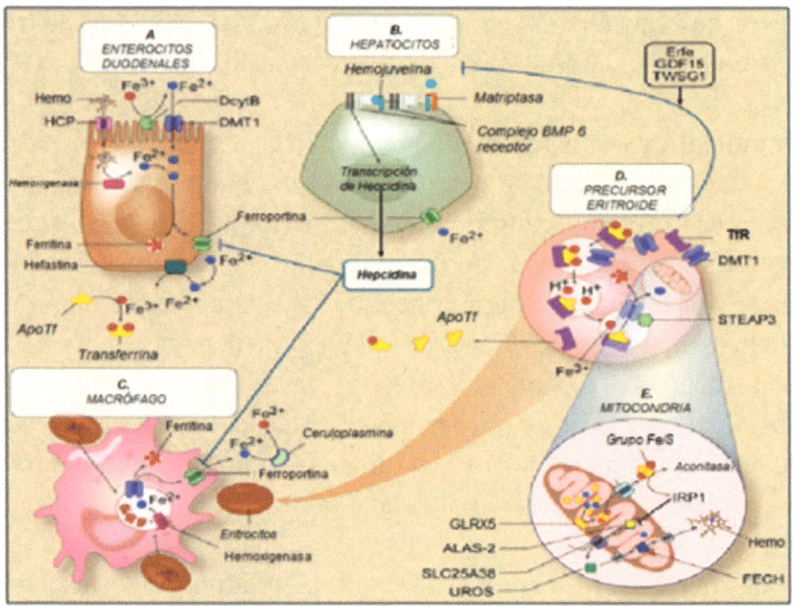

Fuente: *tomado y modificado de Donker AE, et al. Blood. 2014; 123 (25): 3673-86*

Leyenda: DcytB- citocromo B, DMT1- transportador de metales divalentes, ApoTf-apotransferrina, Erfe-eritroferrona, GDF15-growth/diferentiation factor 15, TWSG1-twisted gastrulation factor 1, STEAP3-metalorreductasa STEAP3, IRP-proteina reguladora de hierro, fech-ferroquelatasa, GLRX5-glutaredoxina-5, ALAS2-ALA sintasa, UROS-uroportobilinogeno III sintasa, SLA25A38-proteina transportadora de la membrana mitocondrial. Imagen: células y proteínas involucradas en la homeostasis del hierro y en la síntesis del hierro. A) Enterocito duodenal, B) Hepatocito, C) Macrófago, D) Precursor eritroide, E) mitocondria del progenitor eritroide

El hierro es conservado y continuamente reciclado por el organismo, llega a los tejidos unido a la transferrina, que lo capta al ser liberado por los enterocitos y los macrófagos. En la superficie celular, la transferrina diferrica se une a su receptor y el complejo resultante es endocitado y el hierro liberado dentro de la célula. Una vez allí es transportado a la mitocondria para la síntesis del hemo o de los grupos Fe/S que forman parte de muchas metaloproteinas. El exceso de hierro es almacenado como ferritina y eliminado durante la decamación celular (8).

Interacción Entre Regulación Celular y Sistémica

La homeostasia celular y sistémica son mantenidas por sistemas de control independientes, IRE/IRP y hepcidina/Fpn, pero entre los que hay una estrecha coordinación, al menos se han identificado tres interconexiones. La conexión de Fpn: la expresión de esta proteína, critica para los niveles de Fe plasmáticos, está sujeta a la regulación por ambos sistemas. Así, el estado de Fe sistémico es comunicado postraduccionalmente vía hepcidina, mientras que la disponibilidad de Fe celular regula la síntesis de Fpn vía IRE en 5 'UTR del ARNm de la Fpn. El sistema IRE/IRP protege a las células de exportadoras de Fe contra las pérdidas perjudiciales, mientras que la hepcidina protege al organismo contra la sobrecarga sistémica. La conexión HIF2α: el ARNm del HIF2α es una diana de la IRP y el factor de transcripción codificado regula la expresión del DMT1 en la superficie apical de los enterocitos y la transcripción de hepcidina en respuesta a la hipoxia o la deficiencia de hierro. La conexión TfR: la expresión de hepcidina es regulada por la señal de la TfR 2 y la HFE que también se une al TfR 1 en competencia con la Tf-Fe2. La expresión de TfR1 es promovida por la alta actividad de las IRP. Se piensa que el equilibrio entre la cantidad de Fe plasmático "sentido" por el TfR 1 y "señalizado" por TfR 2 es importante para la activación de la hepcidina, y la actividad IRP puede indirectamente afectar la expresión de la hepcidina por regular los niveles de TfR 1 en los hepatocitos (8).

Cuadro clínico

La deficiencia de hierro (ferropenia) es una enfermedad sistémica que afecta a múltiples órganos y tejidos, lo que hace que sus manifestaciones clínicas puedan ser muy variadas. La anemia es la forma más frecuente de presentación de la enfermedad y la de mayor facilidad para el diagnóstico, ya que se manifiesta con una serie de signos inespecíficos y síntomas generales. La presencia o ausencia de manifestaciones clínicas está, muchas veces, relacionada con el tiempo de duración de la enfermedad: se observa que, cuando la patología es de larga data, la mayoría de ellas no está presente o lo está en forma muy atenuada. (8)

Ciertas situaciones clínicas aumentan la probabilidad de ferropenia (cuadro1). Una regla fundamental es que la aparición de ferropenia en un varón adulto indica una hemorragia de tubo digestivo mientras no se demuestre lo contrario. (9)

Cuadro 1. 1 Causas de Ferropenia

Aumento de la demanda de hierro	Aumento de la pèrdida de hierro	Disminuciòn de la ingestion o la absorcion del hierro
• Crecimieno ràpido en la infancia o la adolescencia • Embarazo • Tratamiento con eritropoyetina	• Hemorragia crònica • Menstruaciòn • Hemorragia Aguda • Donaciòn de sangre • Sangrìa como tratamiento de policitemia verdadera	• Alimentaciòn deficiente • Malabsorciòn por patologia (esprue, enfermedad de Crohn) • Malabsorciòn por cirugia (posgastrectomìa) • Inflamaciòn aguda o crònica

Fuente: Longo, MD, D., Kasper, MD, D., Jameson, MD, PHD, J., Fauci, MD, A., Hauser, MD, S. and Loscalzo, MD, PHD, J. (2012). Harrison Principios de Medicina Interna. 18th ed. Mexico, D.F: McGRAW-HILL INTERAMERICANA EDITORES, S.A. de C.V, p.846.

Las manifestaciones clínicas de la anemia se relacionan con la etiología, patogénesis y grado de hipoxia tisular. La hipoxia es el fenómeno esencial para iniciar mecanismos de compensación adecuados a nivel cardiovascular y eritropoyético (11).

Investigar síntomas y signos habituales de anemia relacionados con hipoxia tisular tales como: cefalea, angina, fatiga, taquicardia, acufenos, claudicación intermitente, disnea, calambres musculares de predominio nocturno, palpitaciones y palidez de tegumentos y mucosas (11).

Aparte de los signos habituales de la anemia, los pacientes suelen consultar por astenia o malestar que empeora con la actividad, así como por pica (consumo de sustancias como hielo, almidón o arcilla). La ferropenia también se asocia al síndrome de piernas inquietas (10), parestesias, ardor en la lengua, disfagia, estomatitis, déficit de atención y pobre respuesta a estímulos sensoriales (11). Estudios realizados han evidenciado que el retraso motor y cognitivo y trastornos en el estado de ánimo se observan en niños que padecen anemia ferropénica.

. Lozoff et al. mostró que los niños con deficiencia de hierro se cansaban más fácilmente, jugaban menos y eran más vacilantes en comparación con los niños completamente sanos. (12).

La queilosis (fisuras en las comisuras de los labios) (9). La esplenomegalia, la coiloniquia (uñas en cuchara) y la glositis (síndrome de Plummer-Vinson) son hallazgos poco frecuentes de la ferropenia (10).

Diagnóstico
La valoración del paciente con anemia requiere una anamnesis y una exploración física cuidadosa. Siempre se debe tener en cuenta los antecedentes nutricionales relacionados con la ingestión de fármacos o alcohol así como los antecedentes familiares de anemia (9).

En la actualidad el diagnóstico de la anemia ferropénica está asociado a la cuantificación de marcadores bioquímicos como son: la ferritina sérica, la transferrina sérica y la protoporfirina eritrocitaria, que debido al alto costo que demanda su realización no se realizan de forma rutinaria en los centros médicos para la detección temprana de este tipo de anemias (12).

La ferritina es la principal forma de almacenamiento del hierro en el hígado y la medula ósea, y es el mejor marcador indirecto de los depósitos de hierro. Una concentración < 10ng/ml en mujeres o <20ng/ml en hombres es un indicador especifico de hierro bajo (10). Un perfil hematológico puede sugerir deficiencia de hierro, No es el estudio diagnóstico de elección pero se requiere también para evaluar la severidad de la anemia. (11)

La anemia ferropénica se debe a una carencia de hierro, debida a la instauración progresiva de un déficit de sus reservas en el organismo, lo que produce una eritropoyesis ferropénica y posteriormente una anemia ferropénica. Se trata, por lo tanto, de una anemia de origen central, al carecer la médula ósea del hierro necesario para sintetizar el grupo hemo de la hemoglobina y por este motivo a todo paciente con sospecha o riesgo clínico de anemia por déficit de hierro se debe solicitar Reticulocitos y Frotis de sangre periférica, además de una Biometría hemática completa y evaluar (13):

- Disminución de Hemoglobina y hematocrito
- Disminución del número de reticulocitos: menos del 0,5-1,5% del total de los hematíes.
- Disminución del contenido de hemoglobina de los reticulocitos: CHr menor de 27 pg.
- Los hematíes son pequeños, microcíticos: El volumen corpuscular medio de los hematíes (VCM inferior a 80 fL).
- Los hematíes tienen poco contenido/ concentración de hemoglobina en su interior, son hipocromos: (HCM, Hemoglobina Corpuscular Media, menor de 27 pg y CHCM, Concentración de Hemoglobina Corpuscular Media menor de 31 g/dL)
- Los hematíes presentan una anisocitosis relevante, lo que se traduce en una ADE (amplitud de distribución de los hematíes) elevada (superior al 14-15%)

La sobre estimulación de la médula ósea en ausencia de un aporte adecuado de hierro produce también una mayor proliferación de los megacariocitos, por lo que la anemia ferropénica suele acompañarse de trombocitosis. (13). La anemia ferropénica se diferencia de los rasgos talasémicos (tabla1)

Tabla 1. *Diagnóstico diferencial entre ferropenia y el rasgo talasémico*

Parámetros	Ferropenia	A Y B-Talasemia (Heterocigotas)
Hemoglobina	Disminuido	Normal/Disminuida
Chr	Disminuido	Disminuido
Vcm	Disminuido	Disminuido
Ade	Aumentado	Normal
Hipocromia eritrocitaria	+++	+
Microcitosis eritrocitaria	+	+++
Frotis de Sangre Periferica	Anisocitosis Microcitosis Hipocromia Anulocitos	Dianocitos Punteado basófilo

Fuente: Diez M, Muñoz M. Como interpretar un hemograma: Anemia Ferropenica [Internet]. deficitdehierrofe.com. 2016 [cited 13 February 2020]. Available from: https://www.deficitdehierro.com/img/recursos/deficitdehierro.com_como_interpretar_hemograma.pdf

Tratamiento

El objetivo del tratamiento de la anemia por deficiencia de hierro debe orientarse hacia la corrección de la causa, almacenamiento de hierro en los depósitos y normalización de la hemoglobina (11).

En la mayor parte de los casos de ferropenia (embarazadas, niños y adolescentes en crecimiento, pacientes con episodios infrecuentes de hemorragia y quienes tienen una ingestión alimentaria deficiente de hierro) bastará el tratamiento con hierro oral. En los pacientes con hemorragias de causa infrecuente o malabsorción son prioritarias las pruebas diagnósticas específicas y el tratamiento apropiados (9)

Tres modalidades terapéuticas fundamentales:

- Transfusión de Eritrocitos: se reserva para personas con anemia sintomática, inestabilidad cardiovascular, pérdida de sangre continua y excesiva, cualquiera que sea su origen y aquellos que necesiten una cirugía inmediata. La transfusión no solo corrige la anemia de forma aguda, sino que los eritrocitos transfundidos proporcionan una fuente de hierro para su reutilización.
- Tratamiento con hierro oral: Se administra en pacientes estables con síntomas leves. Se dispones de diversos preparados (10) (Tabla 2)

Tabla 2 *Preparados de Hierro Oral*

Preparados	Dosis	Hierro elemental
• Sulfato ferroso	• 325 mg tres veces al dia	• 65
• Gluconato ferroso	• 300 mg tres veces al dia	• 36
• Fumarato ferroso	• 100 mg tres veces al dia	• 33
• Complejo de Hierro polisacarido	• 150 mg dos veces al dia	• 150
• Hierro carbonilo	• 50 mg dos-tres veces al dia	• 50

Fuente: Bhat MD P, Dretler MD A, Gdowski MD M, Ramgopal MD R, Williams MD D. Manual Washington de Terapeutica Medica. 35th ed. Barcelona (España): Wolters Kluwer; 2016.

El hierro se absorbe mejor con el estómago vacío, o con la administración de vitamina C que mejora la absorción de este. Algunos fármacos (bloqueantes H2, inhibidores de la bomba de protones) y alimentos (café, té, gaseosas) disminuyen la absorción. Efectos adversos digestivos: molestia epigástrica, meteorismo (10).

Tratamiento hierro parenteral: La decisión de ofrecer hierro por vía parenteral deberá tomarla el hematólogo, ésta vía de administración se recomienda en los siguientes casos:
• Intolerancia digestiva grave al hierro oral
• Patología digestiva que contraindique la vía oral
Absorción insuficiente (enfermedad inflamatoria intestinal)
• Cuando se prevé que el tratamiento oral será insuficiente o inadecuado. (10)

Preparado	Embolada I,V	Precaución
Hierro-Dextrano	Diluirse toda la dosis e infundirse en un punto: pueden administrarse 1000mg en 1h	Debe administrarse una dosis de prueba
Hierro.-Sacarosa	Administrarse sin diluir como inyección i,v lenta o infusión en solución diluida: Inyección: 100mg en 2-5min 200mg en 2-5min Infusion: 100mg/100ml en 15min 300mg/250ml en 1,5 horas 400mg/250ml en 2,5 horas > 500mg/250ml en 3,5 horas	
Gluconato férrico	Inyección: 125mg/100ml en 10min Infusión: 125mg en 1 hora	
Ferumoxitol	510mg en 20min; se administra como dos dosis separadas 7 días entre si	Observar al paciente durante 30 minutos. Se han registrado reacciones de hipersensibilidad graves con la inyección rápida menos de un minuto.
Carboximaltos a ferrica	750mg en 15-30min: se administra en dos dosis separadas 7 días	

Fuente: Bhat MD P, Dretler MD A, Gdowski MD M, Ramgopal MD R, Williams MD D. Manual Washington de Terapeutica Medica. 35th ed. Barcelona (España): Wolters Kluwer; 2016.

Consideraciones especiales:
- No administrar infusión i.v. de hierro a pacientes con infección activa (fiebre), por un posible aumento de reacciones adversas. (10)
- Hierro-dextrano: Forma más barata, repone una dosis elevada en una única dosis; puede complicar por efectos adversos graves como anafilaxia (10).
- Administrar dosis de prueba i.v de 0,5 ml en 5.10 min, 30 a 60 min antes de la dosis completa. Durante la infusión se debe tener en todo momento metilprednisolona, difenhidramina y epinefrina al 1:1000 en ampollas de 1mg subcutánea (10)

Los pacientes que recibieron suplemento con hierro deben citarse a la consulta externa 30 días después del inicio del tratamiento con BHC, en ese momento evaluar el resultado de la hemoglobina para tomar las siguientes decisiones:
- Si la hemoglobina no incrementa al menos un gramo interrogar acerca del apego al tratamiento (intolerancia gástrica) y pérdidas agudas de sangre en el último mes. Si hubo apego al tratamiento y no presentó perdida sanguínea aguda referir al servicio de pediatría o medicina interna; si no hubo apego o si presentó pérdida sanguínea corregir la causa y continuar con el tratamiento. (11)
- Si la hemoglobina incrementó al menos un gramo cita cada 30 días con BHC hasta que se normalice. (11)

BIBLIOGRAFÍA

1. Donato H, Buys MC. Eritropoyesis normal. En: Donato H, Rapetti C, eds. Anemias en Pediatría. Buenos Aires; Fundasap; 2017.p.11-32.
2. Organización Mundial de la Salud. Concentraciones de hemoglobina para diagnosticar la anemia y evaluar su gravedad. Ginebra, Organización Mundial de la Salud, 2011 (WHO/NMH/NHD/MNM/11.1)
3. (http://www.who.int/vmnis/indicators/haemoglob in_es.pdf.) Segarra Ortega JX, Lasso Lazo SR, Chacón Abril KL, Segarra Ortega MT, Huiracocha Tutiven L. Estudio Transversal: Desnutrición, Anemia y su Relación con Factores Asociados en Niños de 6 a 59 Meses, Cuenca 2015. Rev Médica del Hosp José Carrasco Arteaga Internet]. 2016;8(3):231–7. Availablefrom:http:// revistamedicahjca.med.ec/ojs/index.php/RevHJCA/article/view/197/176
4. Lecture A, Trees S, Andersson A. 15 15.1 Scapegoat and Splay Trees. 2010;40(2): 1–12.
5. Shamah T, Villalpando S, De la Cruz V. Anemia. Int Encycl Public Heal. 2016;31:103–12.
6. Fleming MD. Disorders of Iron and Copper Metabolism, the Sideroblastic Anemias, and Lead Toxicity. In: Orkin SH, Fisher DE, Ginsburg D, Look T, Lux SE, Nathan DG. Nathan and Oski´s Hematology and Oncology of Infancy and Childhood. 8th ed. Philadelphia: Elsevier Saunders; 2015.
7. Contreras J V, Margfoy EP, Vera HD, Vidales OL. Anemia ferropénica en niños Ferropenic anemia in children. 2017;(3):55–64. Available from: http://hemeroteca.unad.edu.co/index.php/Biociencias/article/view/2241/2405
8. Deficiency I. Deficiencia de hierro y anemia ferropénica. Guía para su prevención, diagnóstico y tratamiento. Texto completo. Arch Argent Pediatr [Internet]. 2017;115(04):406–8. Available from: http://www.sap.org.ar/docs/publicaciones/archivosarg/2017/v115n 4a32s.pdf.
9. Longo, MD, D., Kasper, MD, D., Jameson, MD, PHD, J., Fauci, MD, A., Hauser, MD, S. and Loscalzo, MD, PHD, J. (2012). Harrison Principios de Medicina Interna. 18th ed. Mexico, D.F: McGRAW-HILL INTERAMERICANA EDITORES, S.A. de C.V, p.846.
10. Bhat MD P, Dretler MD A, Gdowski MD M, Ramgopal MD R, Williams MD D. Manual Washington de Terapeutica Medica. 35th ed. Barcelona (España): Wolters Kluwer; 2016.
11. Guia de Práctica Clínica de Prevención, Diagnóstico y Tratamiento de la Anemia por Deficiencia de Hierro en Niños y Adultos [Internet]. Mexico, Secretaria de Salud. 2010 [cited 13 February 2020]. Available from: http://www.cenetec.salud.gob.mx/descargas/gpc/CatalogoMaestro/415_IMSS_10_A
12. Contreras J, Diaz D, Margfoy E, Vera H, Vidales O. Anemia ferropénica en niños [Internet]. BIOCIENCIAS Universidad Nacional Abierta y a Distancia. 2017 [cited 13 February 2020]. Available from: http://hemeroteca.unad.edu.co/index.php/Biociencias/article/view/2241/2405
13. Diez M, Muñoz M. Como interpretar un hemograma: Anemia Ferropenica [Internet]. deficitdehierrofe.com. 2016 [cited 13 February 2020]. Available from: https://www.deficitdehierro.com/img/recursos/deficitdehierro.com_como_interpretar_hemograma.pdf

CAPÍTULO 4

Autor: Dra. Karina Elizabeth Pacheco Romero
Diabetes Mellitus Tipo II, Manejo en Primer Nivel de Atención

Introducción

Las enfermedades crónicas no trasmisibles se han convertido en un problema de salud pública. Se estima que de los 56 millones de defunciones registradas en el 2012 se debieron a: enfermedades cardiovasculares, cáncer, diabetes y enfermedades pulmonares crónicas; patologías evitables si se trabaja en promoción de la salud y prevención dirigida (1).

El consumo de tabaco, las dietas poco saludables, la inactividad física y el uso nocivo de alcohol son los cuatro factores de riesgo principales para la generación de enfermedades crónicas no trasmisibles (1).

Definición

La diabetes mellitus tipo 2 es un trastorno endocrino común caracterizado por grados variables de resistencia a la insulina y deficiencia, lo que resulta en hiperglucemia. Las posibles complicaciones de la diabetes mellitus incluyen enfermedad cardiovascular, neuropatía, nefropatía, retinopatía y aumento de la mortalidad (4).

A menudo se identifica a través de exámenes de rutina que comienzan en la mediana edad, o mediante exámenes selectivos de adultos de cualquier edad con sobrepeso u obesidad y con factores de riesgo como síndrome metabólico, síndrome de ovario poliquístico, antecedentes de diabetes gestacional u otros problemas familiares, clínicos o características demográficas (4).

Clasificación

La diabetes se puede clasificar en las siguientes categorías generales:
- Diabetes tipo 1 (debido a la destrucción de células autoinmunes, que generalmente conduce a una deficiencia absoluta de insulina) (6).
- Diabetes tipo 2 (debido a una pérdida progresiva de la secreción de insulina de células B con frecuencia en el contexto de la resistencia a la insulina) (6).
- Diabetes mellitus gestacional (DMG) (diabetes diagnosticada en el segundo o tercer trimestre del embarazo que no era claramente una diabetes evidente antes de la gestación) (6).
- Tipos específicos de diabetes debido a otras causas, por ejemplo, síndromes de diabetes monogénica (como diabetes neonatal y diabetes de inicio en la madurez de los jóvenes) (6).

- Enfermedades del páncreas exocrino (como fibrosis quística y pancreatitis) y diabetes inducida por fármacos o químicos (como el uso de glucocorticoides, en el tratamiento del VIH / SIDA o después de un trasplante de órganos) (6).

Epidemiología

Según la Federación Internacional de Diabetes, en el 2015 hubo 415 millones de adultos entre los 20 y 79 años con diagnóstico de diabetes a nivel mundial, incluyendo 193 millones que aún no están diagnosticados (3).

Además se considera que existen 318 millones de adultos con alteración en la tolerancia a la glucosa, los mismos que presentan un alto riesgo de desarrollar diabetes en los próximos años (3).

De esta manera se estima que para el año 2040 existirán en el mundo 642 millones de personas viviendo con esta enfermedad. El mismo reporte declara que en el Ecuador la prevalencia de la enfermedad en adultos entre 20 a 79 años es del 8.5 % (3).

En el Ecuador, en el año 2014 el Instituto Nacional de Estadística y Censos reportó como segunda causa de mortalidad general a la diabetes mellitus, situándose además como la primera causa de mortalidad en la población femenina y la tercera en la población masculina (1).

La diabetes mellitus junto con las enfermedades isquémicas 13 del corazón, dislipidemias y la enfermedad cerebro vascular, aportan la mayor carga de consultas y egresos hospitalarios dese hace más de dos décadas (1).

En el país, la prevalencia de diabetes en la población general de 10 a 59 años es de 2.7 %, destacando un incremento hasta el 10.3 % en el tercer decenio de vida, al 12.3 % para mayores de 60 años y hasta un 15.2 % en el grupo de 60 a 64 años, reportando tasas marcadamente más elevadas en las provincias de la Costa y la zona Insular con una incidencia mayor en mujeres (5).

Fisiopatología

La diabetes mellitus es un trastorno metabólico de los hidratos de carbono, lípidos y proteínas caracterizados por hiperglucemia crónica, resulta de la coexistencia de defectos multiorgánicos que incluyen insulinorresistencia en el músculo y tejido adiposo, sumado a un progresivo deterioro de la función y la masa de células beta pancreáticas, secreción inadecuada de glucagón y el aumento de la producción hepática de glucosa (1). La patogénesis no está clara, pero múltiples factores genéticos, de estilo de vida, ambientales, metabólicos y otros factores de riesgo sugieren un proceso multifactorial. Los resultados anormales del metabolismo en hiperglucemia pueden causar emergencias metabólicas como la cetoacidosis diabética y el estado hiperglucémico hiperosmolar mientras que la hiperglucemia crónica puede causar complicaciones vasculares como nefropatía, retinopatía y enfermedad cardiovascular (11).

Cuadro clínico

Los síntomas y la presentación de hiperglucemia significativa pueden incluir poliuria, polidipsia, polifagia, visión borrosa, pérdida de peso espontánea, estado hiperglucémico hiperosmolar, cetoacidosis diabética (11). Los síntomas asociados con la hiperglucemia crónica pueden incluir neuropatía periférica, infecciones frecuentes, discapacidad visual, disfunción sexual, disfunción intestinal o vesical, disfunción renal, disfunción cardiovascular (11).

Tabla 1. *Factores de Riesgo para prediabetes y Diabetes Mellitus Tipo II: criterios para la prueba de diabetes en adultos asintomáticos.*

Edad ≥45 años sin otros factores de riesgo
CVD o antecedentes familiares de T2D
Sobrepeso u obesidad
Estilo de vida sedentario
Miembro de un grupo racial o étnico en riesgo: asiático, afroamericano, hispano, nativo americano (nativos de Alaska e indios americanos) o isleño del Pacífico
HDL-C <35 mg / dL (0.90 mmol / L) y / o un nivel de triglicéridos> 250 mg / dL (2.82 mmol / L)
IGT, IFG y / o síndrome metabólico
PCOS, acantosis nigricans, NAFLD
Hipertensión (PA> 140/90 mm Hg o en terapia para hipertensión)
Antecedentes de diabetes gestacional o parto de un bebé que pesa más de 4 kg (9 lb)
Terapia antipsicótica para esquizofrenia y / o enfermedad bipolar severa
Exposición crónica a glucocorticoides
Trastornos del sueño en presencia de intolerancia a la glucosa (A1C> 5.7%, IGT o IFG en pruebas previas), incluyendo AOS, privación crónica del sueño y ocupación en el turno de noche.

Fuente: *Guía de Práctica Clínica Asociación Americana de Endocrinología (7).*

Criterios Diagnósticos

Los criterios de diagnóstico de la American Diabetes Asociación (ADA) para la prediabetes incluyen los siguientes (2).

- HbA1c 5.7% -6.4%
- Glucosa en ayunas alterada, definida como glucosa en plasma en ayunas 100-125 mg / dL (5.6-6.9 mmol / L)
- Intolerancia a la glucosa, definida como glucosa en plasma de 2 horas 140-199 mg / dL (7.8-11 mmol / L) durante la prueba de tolerancia a la glucosa oral de 75 g

Tabla 2. *Prueba e interpretación de Glucosa*

Normal Diabetes	Alto riesgo de diabetes	Diabetes
FPG <100 mg / dL	IFG FPG ≥100-125 mg / dL	FPG ≥126 mg / dL
PG de 2 h <140 mg / dL	IGT 2-h PG ≥140-199 mg / dL	PG de 2 h ≥200 mg / dL PG aleatorio ≥200 mg / dL + Síntomas
A1C <5.5%	5.5 a 6.4% Para la detección de prediabetes a	≥6.5% Secundario b

Fuente: *Guía de Práctica Clínica Asociación Americana de Endocrinología (7).*

Tratamiento

La diabetes es una condición de salud importante para el envejecimiento de la población. Aproximadamente una cuarta parte de las personas mayores de 65 años tienen diabetes y la mitad de los adultos mayores tienen prediabetes (9).

El manejo de la diabetes en adultos mayores requiere una evaluación regular de los dominios médicos, psicológicos, funcionales y sociales. Los adultos mayores con diabetes tienen tasas más altas de muerte prematura, discapacidad funcional, pérdida muscular acelerada y enfermedades coexistentes, como hipertensión, enfermedad coronaria y accidente cerebrovascular (9).

Factores dietéticos para la prevención de la diabetes
Balance energético positivo y exceso de adiposidad
En las últimas décadas, los hombres y las mujeres de todo el mundo han aumentado de peso, debido a los cambios en los patrones dietéticos y la disminución de los niveles de actividad física (8).

La intervención en el estilo de vida, restricción de calorías y ejercicio promueve la pérdida de peso reduciendo significativamente la conversión a diabetes entre los pacientes de alto riesgo con intolerancia a la glucosa en un 58% (8).

Cantidad y calidad de grasas en la dieta
La ingesta total de grasas no se asoció con el riesgo de diabetes. La calidad de la grasa es más importante que la ingesta total de grasa, y las dietas que favorecen las grasas de origen vegetal sobre las grasas animales son más ventajosas (8).

Cantidad y calidad de carbohidratos
La proporción relativa de carbohidratos de una dieta no influye de manera apreciable en el riesgo de diabetes. Sin embargo, una dieta rica en fibra, especialmente fibra de cereal, puede reducir el riesgo de diabetes. La calidad de los carbohidratos se puede determinar evaluando la respuesta glucémica a los alimentos ricos en carbohidratos, como el índice glucémico (GI) y la carga glucémica (GL) (8).

Tabla 3. *Asociación Americana de Endocrinólogos Clínicos Recomendaciones de alimentación saludable para pacientes con diabetes mellitus*

Tema	Recomendación	Referencia (nivel de evidencia y diseño del estudio)
Hábitos alimenticios generales	Coma comidas y meriendas regulares; evitar el ayuno para bajar de peso Consumir dieta basada en vegetales (alta en fibra, baja en calorías / glucémico índice, y alta en fitoquímicos / antioxidantes) Entender de Información Nutricional información de la etiqueta creencias incorporar y cultura en discusiones utilizar técnicas de cocción suaves en vez de cocinar de alta temperatura.	(11 [EL 3; SS]; 12 [EL 4; posición NE]; 13 [EL 4; posición NE]; 14 [EL 4; revisión NE]; 15 [EL 3; SS]; 16 [EL 1; ECA]; 17 [EL 3; SS])

Carbohidrato	Explique los 3 tipos de carbohidratos (azúcares, almidón y fibra) y los efectos sobre la salud de cada tipo. Especifique carbohidratos saludables (frutas y verduras frescas, legumbres, granos integrales); objetivo 7-10 porciones por día Los alimentos con un índice glucémico más bajo pueden facilitar el control glucémico (puntaje del índice glucémico <55 de 100: pan multicereales, pan integral, avena entera, legumbres, manzana, lentejas, garbanzos, mango, ñame, arroz integral), pero no hay pruebas suficientes para respaldar una recomendación formal para educar a los pacientes que los azúcares tienen efectos positivos y negativos para la salud	(13 [EL 4; posición NE]; 18 [EL 4; revisión NE]; 19 [EL 4; revisión NE]; 20 [EL 4; revisión NE]; 21 [EL 4; revisión NE]; 22 [EL 4; revisar NE]; 23 [EL 4; revisar NE])
Gordo	Especifique grasas saludables (nueces bajas en mercurio / contaminantes, aguacate, ciertos aceites vegetales, pescado). Limite las grasas saturadas (mantequilla, carnes rojas grasas, aceites vegetales tropicales, comidas rápidas) y grasas trans; elija productos lácteos sin grasa o bajos en grasa.	(24 [EL 4; revisión NE]; 25 [EL 4; revisión NE]; 26 [EL 4; revisión NE])
Proteína	Consumir proteínas en alimentos con bajo contenido de grasas saturadas (pescado, claras de huevo, frijoles); no hay necesidad de evitar la proteína animal. Evite o limite las carnes procesadas.	(13 [EL 4; posición NE]; 27 [EL 2; MNRCT]; 28 [EL 2; PCS, los datos pueden no ser generalizables para pacientes con diabetes ya]]
Micronutrientes	La suplementación de rutina no es necesaria; un plan de alimentación saludable generalmente puede proporcionar suficientes micronutrientes. Específicamente, cromo; vanadio; magnesio; vitaminas A, C y E; y CoQ10 no se recomiendan para el control glucémico. Se deben recomendar suplementos vitamínicos a pacientes con riesgo de insuficiencia o deficiencia.	(29 [EL 4; CPG NE])

Fuente: Guía de Práctica Clínica Asociación Americana de Endocrinología (7).

Abreviaturas: BEL = mejor nivel de evidencia; GPC = guía de práctica clínica; EL = nivel de evidencia; MNRCT = metaanálisis de ensayos prospectivos o controlados de casos no aleatorios; NE = sin evidencia (teoría, opinión, consenso, revisión o estudio preclínico); PCS = estudio de cohorte prospectivo; ECA = ensayo controlado aleatorio (7).

Metas del Tratamiento

- Los adultos mayores sanos con una función cognitiva intacta y un estado funcional sus objetivos glucémicos son A1C <7.5%, mientras que aquellos con múltiples enfermedades crónicas con deterioro cognitivo, o la dependencia funcional los objetivos glucémicos A1C <8.0–8.5% (9).
- El tratamiento de la hipertensión debe ser individualizada en la mayoría de los adultos mayores. Y la terapia hipolipemiante y la terapia con aspirina pueden beneficiar a aquellos con expectativas de vida al menos iguales al marco temporal de los ensayos de prevención primaria o intervención secundaria (9).

Tabla 4. *Objetivos de tratamiento para glucemia, hipertensión, dislipidemia en adultos mayores con diabetes*

Características del Paciente/Estado de salud	Razón Fundamental	Meta Razonable A1C	Glucosa en ayunas o prepandial	Glucosa a la hora de acostarse	Presión Sanguínea	Lípidos
Sano, pocas enfermedades crónicas coexistentes, estado cognitivo y funcional intacto.	Mayor esperanza de vida restante	< 7.5% (58 mmol/mol)	90-130 mg/dl (5.0-7.2 mmol/L)	90-150 MG/dl (5.0-8.3 mmol/L)	<140/90 mmHg	Estatinas a menos que estén contraindicadas o no sean toleradas
Complejo/intermedio (múltiples enfermedades crónicas coexistentes 0 2+ deficiencias instrumentales de ADL o deterioro cognitivo leve a moderado)	Esperanza de vida restante intermedia. Alta carga de tratamiento, vulnerabilidad a la hipoglicemia. Riesgo de caídas.	<8.0% (64 mmol/mol)	90-150 mg/dl (5.0-8.3 mmol/L)	100-180 mg/dl (5.6-10.0 mmol/L)	<140/90 mmHg	Estatinas a menos que estén contraindicadas o no sean toleradas
Salud muy compleja/deficiente (LTC o enfermedades crónicas en etapa terminal o deterioro cognitivo moderado a severo o 2+ dependencias de ADL)	Limitada esperanza de vida restante hace que el beneficio sea incierto.	<8.5% (69 mmol/mol)	100-180 mg/dl (5.6-10.0 mmol/L)	110-200 mg/dl (6.1-11.1 mmol/L)	<150/90 mmHg	Considerar la probabilidad de beneficio con estatinas (prevención secundaria más que primaria)

Fuente: *Asociación Americana de Diabetes Adultos Mayores (9).*

Gestión en el Estilo de Vida

Una nutrición óptima y una ingesta de proteínas para los adultos mayores; Debe alentarse el ejercicio regular, actividad aeróbica y el entrenamiento de resistencia, en todos los adultos mayores que puedan participar de manera segura en tales actividades (9).

Terapia Farmacológica para Diabetes Mellitus Tipo II

Se debe utilizar un enfoque centrado en el paciente para guiar la elección de los agentes farmacológicos. Las consideraciones incluyen comorbilidades cardiovasculares, riesgo de hipoglucemia, impacto en el peso, costo, riesgo de efectos secundarios y preferencias del paciente. El régimen de medicación y el comportamiento de toma de medicación deben reevaluarse a intervalos regulares (cada 3 a 6 meses) y ajustarse según sea necesario para incorporar factores específicos que afecten la elección del tratamiento (10).

La metformina es el agente farmacológico inicial preferido para el tratamiento de la diabetes tipo 2. Una vez iniciada, la metformina debe continuarse siempre que sea tolerada y no contraindicada (10).

La terapia de combinación temprana puede considerarse en algunos pacientes al inicio del tratamiento para extender el tiempo hasta el fracaso del tratamiento (10).

Se debe considerar la introducción temprana de insulina si hay evidencia de catabolismo continuo (pérdida de peso), si hay síntomas de hiperglucemia o cuando los niveles de A1C (> 10% [86 mmol / mol]) o los niveles de glucosa en sangre (≥300 mg / dL [16.7 mmol / L]) son muy altos. (10).

Terapia inicial

La metformina debe iniciarse en el momento en que se diagnostica la diabetes tipo 2 a reduce el riesgo de eventos cardiovasculares y muerte. La metformina está disponible en forma de liberación inmediata para dosificación dos veces al día o como una forma de liberación prolongada que se puede administrar una vez al día (10).

Como terapia de primera línea tiene efectos beneficiosos sobre la A1C, el peso y la mortalidad cardiovascular (10).

Los efectos secundarios la intolerancia gastrointestinal .El fármaco se elimina por filtración renal y se puede usar de manera segura en pacientes con tasas reducidas de filtración glomerular estimada (10).

En pacientes con contraindicaciones o intolerancia a la metformina, la terapia inicial debe basarse en factores del paciente. La insulina debe considerarse como parte de régimen de combinación cuando la hiperglucemia es grave, especialmente si hay características catabólicas (pérdida de peso, hipertrigliceridemia, cetosis (10).

Terapia de Combinación
El mantenimiento de los objetivos glucémicos con monoterapia a menudo es posible solo por unos pocos años, después de lo cual es necesaria una terapia combinada (10).

La elección del medicamento agregado a la metformina se basa en las características clínicas del paciente y sus preferencias (10).

Si no se alcanza el objetivo de A1C después de aproximadamente 3 meses, la metformina se puede combinar con cualquiera de las seis opciones de tratamiento preferidas:

- Sulfonilurea
- Tiazolidinediona
- Inhibidor de DPP-4
- Inhibidor de SGLT2, AR GLP-1 o insulina basal.

Tabla 5. *Manejo de Diabetes Mellitus tipo II en el Sistema Nacional de Salud- Según niveles de atención.*

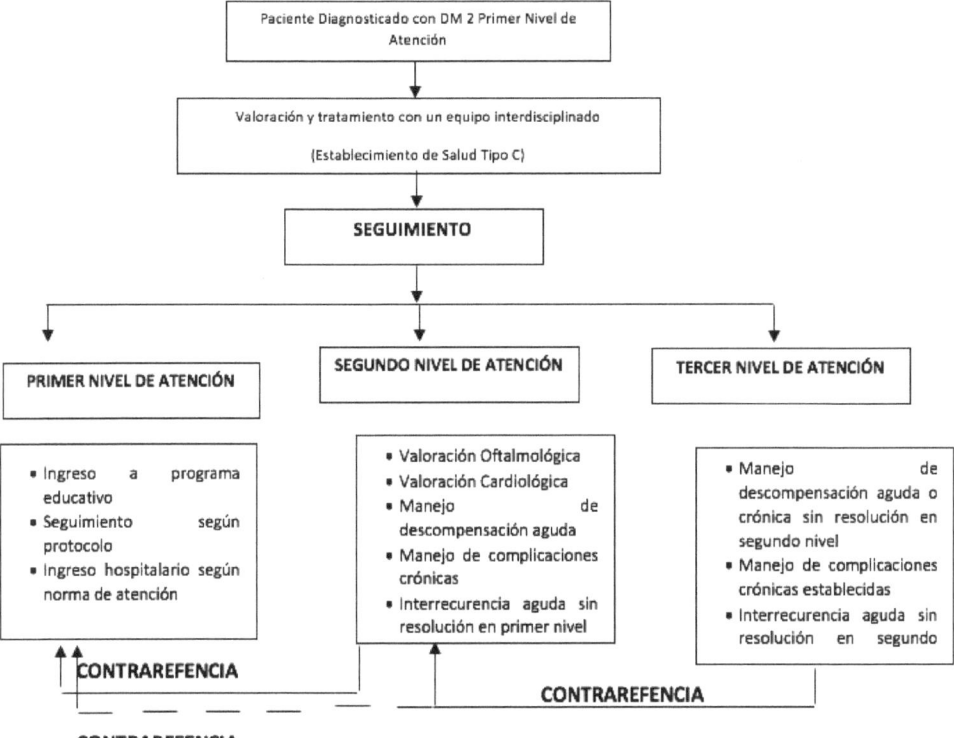

Fuente: *Guía de Práctica Clínica-MSP (1)*.

Recomendaciones

Educación en diabetes: Se recomienda la aplicación de intervenciones educativas en pacientes con Diabetes mellitus tipo 2 que deberá ser aplicada por el médico o por el personal enfatizando la importancia en el apoyo para el automanejo del paciente (1).

Educación de hábitos saludables: realizar actividad física continua, mantener buenos hábitos nutricionales, no fumar, reducir el consumo de alcohol, entre otros (1).

Grupo de apoyo de pacientes crónicos: para pacientes crónicos para el primer y segundo nivel de atención en salud (1).

BIBLIOGRAFÍA

1. Ministerio de Salud Pública. Guía de Práctica Clínica (GPC) de Diabetes mellitus tipo 2. Primera Edición Quito: Dirección Nacional de Normatización; 2017. Disponible en: http://salud.gob.ec2.-
2. American Diabetes Association. Standards of Medical Care in Diabetes. Diabetes Care 2020; 43(Suppl. 1):S1–S2. Disponible en: https://doi.org/10.2337/dc20-SINT
3. Seventh Cavan D, Fernandez J, Makaroff L, Ogurtsova K, Webber S. International Diabetes Federation. IDF Diabetes Atlas. Brussels; 2015. Disponible en: www.diabetes atlas.org
4. Samir Malkani MBBS, Diabetes Mellitus tipo 2 en adultos; DynaMed [Internet]. [actualizado el 30 de noviembre de 2028. Disponible en https://www.dynamed.com/topics/dmp~AN~ T113993
5. Freire W, Ramírez M, Belmont P, Mendieta M, Silva M, Romero N, et al. Resumen ejecutivo. Tomo I. Encuesta Nacional De Salud Y Nutrición. Ensanut-ecu 2011- 2013. Quito: Ministerio de Salud Pública del Ecuador/Instituto Nacional de Estadística y Censos; 2013. 109 p.
6. Asociación Americana de Diabetes. Normas de atención médica en diabetes. Cuidado de la diabetes. 2019 enero; 42 (Supl. 1): S1-S193 PDF
7. La guía de práctica clínica de la Asociación Americana de Endocrinólogos Clínicos / Colegio Americano de Endocrinología (AACE / ACE) sobre el desarrollo de un plan de atención integral para la diabetes mellitus se puede encontrar en Endocr Pract 2015 1 de abril; 21 (0): 1
8. La revisión de las estrategias dietéticas y nutricionales para la prevención y el tratamiento de la diabetes tipo 2 Lancet 2014 7 de junio; 383 (9933): 1999
9. Asociación Americana de diabetes. Adultos mayores (Diabetes Care 2020 Jan; 43 (Suppl 1): S152. Disponible en: https://doi.org/10.2337/dc20-S012
10. Asociación Americana de Diabetes. Enfoques farmacológicos para el tratamiento glucémico (Diabetes Care 2020 Jan; 43 (Suppl 1): S98) Disponible en: https://doi.org/10.2337/dc20-S009
11. European Heart Journal, Volumen 34, Número 31, 14 de agosto de 2013, páginas 2436–2443. Disponible en: https://doi.org/10.1093/eurheartj/eht149

CAPÍTULO 5

Autor: Dr. Luis Alexey Pilla Campaña
Hipercolesterolemia y Riesgo Cardiovascular

Definición
Se define como riesgo cardiovascular (CV) global a la probabilidad de presentar un evento CV en determinado periodo de tiempo, esto es considerado por muchas sociedades científicas como el método más adecuado para valorar la enfermedad aterosclerótica. (1)

Los trastornos del metabolismo lipídico tienen un impacto sanitario y sociológico muy relevante en la población general. Por una parte, su prevalencia es muy elevada y contribuyen de una forma decisiva al desarrollo de la enfermedad vascular ateromatosa, una de las principales causas de morbi-mortalidad de las sociedades desarrolladas. (2)

Epidemiología
Las enfermedades del sistema circulatorio representan la primera causa de muerte en la población ecuatoriana. En el 2018 las patologías cardiovasculares, resaltaron entre las 10 primeras causas de mortalidad, siendo las enfermedades isquémicas del corazón la primera causa de muerte en hombres y mujeres, con un total de 7862 decesos (4381 varones y 3381 mujeres), lo que supone un 11.1 % de todas las defunciones. Las enfermedades cerebrovasculares e hipertensivas se posicionan en el tercer y sexto lugar atribuyéndose un 5.1% y 4.8% de la mortalidad general respectivamente. (3)

Según datos de la OMS, más de un tercio de la mortalidad mundial, puede ser atribuido a un grupo de factores de riesgo, los mismos que son responsables del 44% de las muertes globales y del 34% de los Años de Vida Ajustados por Discapacidad (AVAD), estas entidades son las responsables de aumentar el riesgo de enfermedades crónicas, cardiacas y cánceres, afectando a países de todos los grupos de ingresos. En este contexto, los principales riesgos mundiales de mortalidad que encabezan la lista son la Hipertensión Arterial, consumo de tabaco, Hiperglucemia, Sedentarismo, sobrepeso, obesidad e Hipercolesterolemia. (4)

El nivel elevado de colesterol incrementa el riesgo de enfermedad cardiaca isquémica, accidente cerebro vascular y otras enfermedades circulatorias. Se estima que la hipercolesterolemia causa 4.5 millones de muertes (4.5% del total mundial) y 29.7 millones de AVAD (2.0% del total). El 29% de los años de vida ajustados por discapacidad isquémica del corazón pueden atribuirse al colesterol total alto, siendo el segundo factor de riesgo fisiológico. (5)

La prevalencia de colesterol total elevado fue mayor en la región Europea (54 % para ambos sexos), seguido de la región de las Américas (48% para ambos sexos). (5) En Ecuador, según los datos de la ENSANUT 2011-2013, la prevalencia de hipercolesterolemia en la población de 10 a 59 años es del 24.5%, la misma que aumenta de manera sustancial con la edad, de tal modo que en la quinta década de vida, representa un 51.1% afectando más a la población urbana que a la rural. En lo que respecta a las variaciones por edad, el incremento marcado de la prevalencia se muestra a partir de la segunda década de vida en la población en general. (6)

Fisiología de los lípidos
A nivel orgánico, los lípidos constituyen compuestos fundamentales para la fisiología humana. El colesterol funciona como componente estructural de las membranas celulares y precursor de compuestos orgánicos, de igual manera, los triglicéridos actúan como sustratos y depósito energético. Pueden obtenerse de manera exógena a través de la dieta, o sintetizarse por el propio cuerpo. Estos lípidos al ser de naturaleza hidrófoba, necesitan de unas partículas llamadas lipoproteínas, para poder ser transportados a través de la circulación. (2)

Las lipoproteínas contienen colesterol esterificado y no esterificado, triglicéridos, y fosfolípidos, con unidades proteicas denominadas apolipoproteínas que actúan como componentes estructurales, ligandos para receptores celulares, activadores o inhibidores enzimáticos. Las partículas lipoproteicas se diferencian entre si según la proporción de colesterol, triglicéridos y lípidos que contengan, así como el tipo de apoproteína que conforma su estructura. Existen seis lipoproteínas principales en la sangre que se clasifican de acuerdo a su densidad: quilomicrones, lipoproteínas de muy baja densidad (VLDL), lipoproteínas de densidad intermedia (IDL), lipoproteínas de baja densidad (LDL), lipoproteína a (Lpa) y lipoproteínas de alta densidad (HDL). (7)

Metabolismo y transporte de las lipoproteínas

Figura 1 *Transporte de los lípidos por lipoproteínas en el organismo.*

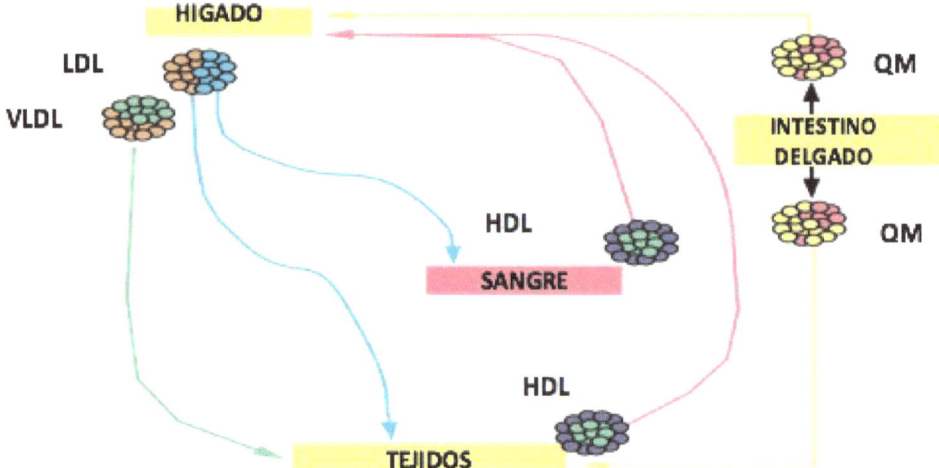

Fuente: Cachofeiro V. Alteraciones del colesterol y enfermedad cardiovascular. Lopez Farré A., Macaya Miguel C. et al Libro de la salud cardiovascular. 1ª ed. Bilbao: Fundación BBVA, 2009, p. 131-139.

Se distinguen 3 vías de transporte de los lípidos en el organismo:
1. Transporte exógeno
2. Transporte endógeno
3. Transporte reverso del colesterol

Transporte de los lípidos exógenos:
A nivel intestinal, las gras de la dieta son emulsionadas por los ácidos biliares, formando micelas, los triglicéridos son hidrolizados a ácidos grasos y monoglicéridos por la lipasa pancreática para poder ser absorbidos por los enterocitos. El colesterol ingresa al enterocito mediante un transportador proteico específico de membrana NPC1L1 (Niemann-Pick C1 like 1), una vez en el interior de la célula intestinal, los triglicéridos y el colesterol se esterifican por acción de la acil-coenzima A-colesterol-aciltransferasa (ACAT), mientras que las moléculas de colesterol no esterificadas son expulsadas a la luz intestinal por transportadores activos, ATP binding cassette (ABC) G5 y G8. El colesterol y los triglicéridos se unen a la apoB48, originando quilomicrones, los que son secretados al sistema linfático y

posteriormente a la sangre. Los quilomicrones maduran en el torrente sanguíneo mediante la incorporación de la apoC-II y apoE, la primera es un cofactor necesario de la liporoteincinasa (LPL) que se encuentra anclada al endotelio de los capilares de los tejidos muscular y adiposo, su acción consiste en hidrolizar los triglicéridos de los quilomicrones para que los ácidos grasos derivados penetren en el tejido para almacenamiento y producción de energía. Los quilomicrones residuales finalizan su recorrido en el hígado a través de los receptores LRP (proteína relacionada con el receptor LDL) que se une a la apo-E. (2) (8)

Transporte de los lípidos endógenos
En los hepatocitos, los triglicéridos y el colesterol se unen con apoB100, C y E para formar lipoproteínas de muy baja densidad (VLDL). Estas moléculas una vez en el torrente sanguíneo, ceden apo C y E a las HDL, sufren un fenómeno de lipolisis que condiciona la pérdida progresiva de su contenido de triglicéridos, originando a las lipoproteínas de densidad intermedia (IDL), estas pueden ser eliminadas por el hígado o bien producir lipoproteínas de baja densidad (LDL) por acción de la lipasa hepática. (2) (8)

Las LDL son muy ricas en colesterol y están estructuradas por una molécula de apoB 100, su función principal es transportar colesterol a los tejidos periféricos y al hígado, donde se catabolizan. Para interactuar con dichas células, las LDL precisan de un receptor altamente específico, el receptor LDL o de apoB-100/E. La expresión de este receptor puede verse afectada por factores dietéticos, endocrinológicos, farmacológicos y genéticos, alterando así la regulación del metabolismo endógeno. Simultáneamente a la síntesis del receptor LDL, se genera la enzima PCSK9, que modula la expresión del receptor LDL, incrementando su proteólisis. Cuando se producen mutaciones con ganancia de PCSK9 causan hipercolesterolemia y viceversa (8)

Transporte reverso del colesterol
El exceso de colesterol de los tejidos periféricos es barrido y transportado al hígado por las lipoproteínas de alta densidad (HDL). Las HDL nacientes, de forma discoidal, adsorben colesterol por medio de la ATP binding cassette de tipo A1 (ABC A1).

El colesterol libre de la cubierta de las HDL se esterifica por acción de la lecitin colesterol aciltransferasa (LCAT), pasando a formar parte del núcleo de la lipoproteína, adquiriendo una forma más esférica. Las HDL transfieren ésteres de colesterol a otras partículas lipoproteicas a cambio de triglicéridos por acción de la proteína transportadora de esteres de colesterol (PTEC). También transfieren esteres de colesterol a las células de los tejidos esteroidogénicos y al hígado mediante la interacción con receptores específicos SR B1 (scavenger tipo B1) (2) (8)

Fisiopatología

El metabolismo de los lípidos puede ser alterado en diferentes maneras, conllevando a cambios en la función y concentración de las lipoproteínas en el plasma. A esto, si se añaden otros factores de riesgo cardiovascular como hipertensión, consumo de tabaco, diabetes, síndrome metabólico y la inflamación crónica, se predispondrá a un desarrollo precoz de aterosclerosis. (9)

Tabla 1: *Causas frecuentes de hipercolesterolemia*

Causas de Hipercolesterolemia	Alteración	Efecto
Hipotiroidismo	↓ Actividad de receptores hepáticos para LDL ↓ Actividad de la lipasa hepática	↑ Colesterol LDL y triglicéridos
Diabetes mellitus	↓ Actividad LPL en el musculo y tejido adiposo ↑ Aumento de la síntesis hepática de triglicéridos	↑ Triglicéridos ↓ Colesterol HDL ↑ Aterogénico de las LDL
Nefropatía	↑ Síntesis de lipoproteínas debido a la pérdida de proteínas por la orina ↓ Funcionalidad de los receptores tisulares	↑ Colesterol LDL Aterosclerosis acelerada
Embarazo	↑ Ingesta Acumulación de tejido adiposo ↑ Disponibilidad de ácidos grasos libres ↓ Actividad de la LPL y la lipasa hepática ↑ Actividad de la PTEC	↑ Colesterol total, LDL, HDL, triglicéridos y lipoproteína(a).
Obesidad	↓ Actividad LPL en el musculo y tejido adiposo ↑ Síntesis hepática de triglicéridos	↑ Triglicéridos ↑ Aterogénico de las LDL

↑ Incremento, ↓ Disminución, LDL: lipoproteínas de baja densidad, LPL: lipoproteinlipasa, HDL: Lipoproteínas de alta densidad, PTEC: Proteína transportadora de ésteres de colesterol.

Elaborado por: Md. Luis Pilla Campaña

Lipoproteínas y aterosclerosis

Figura 2: Relación entre los cambios en los niveles de las lipoproteínas en la sangre y el desarrollo de la enfermedad cardiovascular

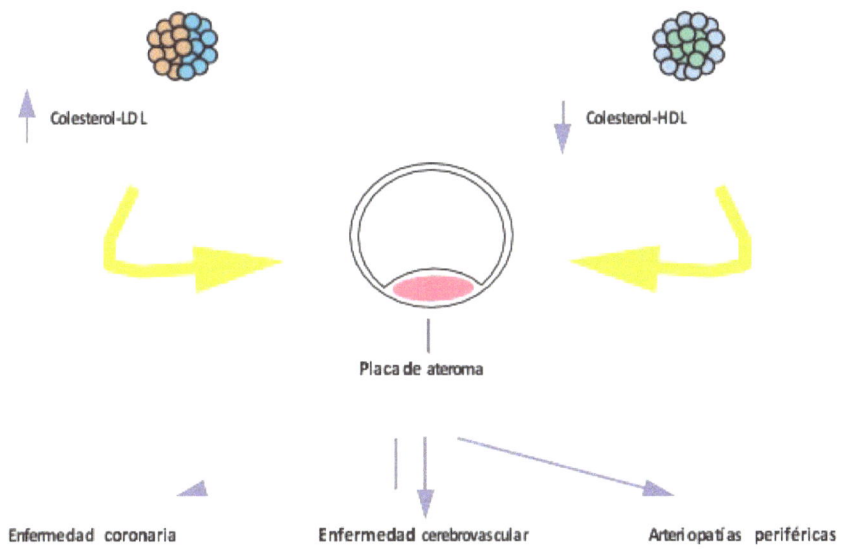

Fuente: Cachofeiro V. Alteraciones del colesterol y enfermedad cardiovascular. Lopez Farré A., Macaya Miguel C. et al Libro de la salud cardiovascular. 1ª ed. Bilbao: Fundación BBVA, 2009, p. 131-139.

Todas las lipoproteínas que contiene ApoB, pueden cruzar la barrera endotelial, donde pueden quedar retenidas después de la interacción con estructuras celulares como proteoglicanos, provocando un proceso complejo en la pared arterial, que conduce al depósito de lípidos y a la formación del ateroma. Las personas con concentraciones más altas de lipoproteínas que contienen ApoB en plasma, retendrán más partículas y acumularán lípidos más rápido, lo que lleva a un crecimiento y progresión más rápida de las placas ateromatosas. Dado a que las placas crecen en medida de la retención de las lipoproteínas que contienen ApoB, el tamaño de la carga total de la placa aterosclerótica es probable que esté determinada tanto por la concentración de LDL circulante, como otras lipoproteínas con ApoB y por la duración de exposición a estos. En este contexto, es probable que la carga total de la placa de ateroma sea proporcional a la exposición acumulativa a estas lipoproteínas. (7)

La cuantificación plasmática del colesterol LDL es una medida de la masa colesterol que es transportada por las LDL, con mucho la más numerosa de las lipoproteínas que contienen ApoB. Existe una notable consistencia entre estudios epidemiológicos y ECA, evidencia biológica y experimental que proporciona certeza de que el colesterol LDL está asociado causalmente con el riesgo de enfermedad cardiovascular aterosclerótica (ASCVD). En contraste, la asociación inversa entre colesterol HDL plasmático y el riesgo ASCVD es una de las asociaciones más consistentes y reproducibles en epidemiología observacional, sin embargo, no hay evidencia de que el aumento terapéutico de la concentración plasmática de colesterol HDL reduzca el riesgo cardiovascular. (7)

Cuadro Clínico
Generalmente la dislipidemia es asintomática, en la mayoría de paciente únicamente se la identifica durante un chequeo de rutina o en la investigación posterior a un evento cardiovascular. (9)

Diagnóstico
Determinación de Riesgo Cardiovascular
Para la determinación del riesgo cardiovascular, las guías 2018 del Colegio Americano de Cardiología y la Asociación Americana del Corazón, proponen como instrumento fundamental la estratificación del riesgo de la población, mediante la calculadora ASCVD Risk Estimator Plus, (disponible en: http://static.heart.org/riskcalc/app/index.html#!/baseline-risk), aplicación que analiza los siguientes parámetros: edad, sexo, raza, tensión arterial, colesterol total, HDL, LDL, historia de Diabetes, consumo de tabaco, tratamiento antihipertensivo, tratamiento con estatinas y tratamiento con aspirina, ofreciendo de esta manera resultados individualizados, estimando el riesgo a diez años y riesgo a lo largo de la vida, identificándose cuatro categorías: Riesgo bajo (< 5%), riesgo límite (5-7,4%), riesgo intermedio (7,5 – 19.9%) y riesgo alto (> 20%). (10)

Se consideran además los potenciadores de Riesgo:
- Antecedentes familiares de enfermedad cardiovascular aterosclerótica prematura (hombres < 55 años, mujeres < 65 años)
- Colesterol alto (LDL 160-189 mg/dl)
- Síndrome Metabólico

- Enfermedad Renal Crónica
- Condiciones inflamatorias crónicas
- Antecedentes de preeclampsia o menopausia precoz
- Origen étnico
- Biomarcadores de lípidos altos
  - Triglicéridos ≥175 mg/dl
  - Proteína C reactiva de alta sensibilidad ≥ 2 mg/dl
  - Lipoproteína (a) elevada ≥ 50 mg/dl
  - Apolipoproteína B elevada ≥130 mg/dl
  - Índice tobillo-brazo <0.9 (11)

Determinación de lipoproteínas
- En adultos de 20 años o más que estén libres de enfermedad cardiovascular aterosclerótica (ASCVD) y sin terapia hipolipemiante, determine el colesterol LDL plasmático con o sin ayuno, se estime el riesgo de ASCVD y documente la línea de base del LDL (11)
- En este mismo grupo de edad, si se obtiene un valor de triglicéridos sin ayuno de 400 mg/dl o más, repetir el perfil lipídico con el paciente en ayunas para establecer niveles de triglicéridos y LDL basal (11)
- En adultos de 20 años o más sin antecedentes personales de ASCVD pero con antecedentes familiares de ASCVD prematuro o hiperlipidemia genética, la medición de un perfil lipídico en ayunas es razonable para comprender e identificar los trastornos lipídicos familiares. (11)

Modalidades Terapéuticas
Estilo de vida: De manera general se recomienda el consumo de una dieta centrada en verduras, frutas, granos integrales, legumbres, fuentes de proteínas saludables, pescado, mariscos, nueces, aceites vegetales no tropicales. Limitar la ingesta de dulces, bebidas azucaradas y carnes rojas. Está recomendada la actividad física aeróbica 3 a 4 veces por semana con una duración promedio de 40 minutos minutos por sesión que implica una actividad moderada a vigorosa. (11) Es necesario contemplar las comorbilidades de los pacientes al momento de prescribir ejercicio, individualizando la actividad según la condición de cada persona, cabe recalcar que la actividad física esta contraindicada en ciertas circunstancias como: Cambios significativos recientes en el EKG de reposo que sugieren

un episodio cardiaco agudo, arritmias no controladas que comprometen la función hemodinámica, Infarto de miocardio complicado reciente, Angina inestable, Insuficiencia cardiaca aguda, Estenosis aórtica sintomática, aneurisma de aorta disecante o sospecha del mismo, Miocarditis o pericarditis activa, Tromboflebitis o trombos intracardiacos, Embolia sistémica o pulmonar aguda. (12)

Dieta

Evitar cualquier consumo de grasas trans es una medida clave de la dieta en la prevención de la Enfermedad Cerebro Vascular. Los ácidos grasos trans producidos por hidrogenación parcial de los aceites vegetales representan el 80% de la ingesta total. Se recomienda que el consumo de grasas saturadas debe ser <10% del total y la ingesta calórica debe reducirse aún más en presencia de hipercolesterolemia. Si bien es cierto que se debe mermar el consumo de grasas y aceites, esta reducción no debe ser extremista, ya que un a una ingesta inadecuada de vitamina E y de ácidos grasos repercute sobre los niveles de HDL. (7)

Los carbohidratos de la dieta tienen un efecto neutral sobre el colesterol LDL, aunque un consumo excesivo de los mismos, representa un efecto adverso sobre los triglicéridos plasmáticos y los niveles de HDL. La fibra dietética representada en legumbres, verduras, granos integrales y cereales tiene un efecto hipocolesterolémico. (7)

Drogas Hipolipemiantes

Las estatinas son la piedra angular de la terapia hipolipemiante conjuntamente con los cambios en el estilo de vida. Otros medicamentos reductores de LDL incluyen ezetimiba, secuestrantes de ácido biliar e inhibidores PCSK9. Los fármacos que merman los triglicéridos incluyen los fibratos y niacina, los cuales tienen acción leve sobre los LDL, no obstante, la evidencia no respalda su uso como medicamentos complementarios de las estatinas. (11)

Terapia con Estatinas

La intensidad de la terapia con estatinas se divide en 3 categorías: alta intensidad, intensidad moderada y baja intensidad. La terapia con estatinas de alta intensidad generalmente reduce los niveles de LDL-C en 50%, de intensidad moderada ten un 30% a 49%, y estatinas de baja intensidad en <30%. (11)

Tabla 2: *Terapia de alta, moderada y baja intensidad con estatinas*

	Alta intensidad	Moderada Intensidad	Baja Intensidad
Reducción LDL	50 %	30-49%	< 30%
Estatinas	Atorvastatin 40 mg - 80 mg Rosuvastatin 20 mg - 40 mg	Atorvastatin 10 mg -20 mg Rosuvastatin 5 mg - 10 mg Simvastatin 20–40 mg	Simvastatin 10 mg

Fuente: GRUNDY, Scott M., et al. 2018 AHA/ACC/AACVPR/AAPA/ABC/ACPM/ADA/AGS/APhA/ASPC/NLA/PCNA guideline on the management of blood cholesterol: a report of the American College of Cardiology/American Heart Association Task Force on Clinical Practice Guidelines. Journal of the American College of Cardiology, 2019, vol. 73, no 24, p. e285-e350.

Prevención primaria

Uno de los principales factores de riesgo de ASCVD es el colesterol sérico elevado, generalmente identificado clínicamente como LDL-C. La terapia farmacológica solamente es necesaria en pacientes seleccionados con niveles de LDL-C moderadamente altos >160mg/dl o pacientes con niveles muy altos ≥190 mg/dl. Cuanto mayor sea el riesgo estimado de ASCVD es más probable que el paciente tenga beneficio del tratamiento con estatinas. La discusión del riesgo también debe considerar varios potenciadores de riesgo que pueden usarse para favorecer el inicio o la intensificación de la terapia con estatinas. (11)

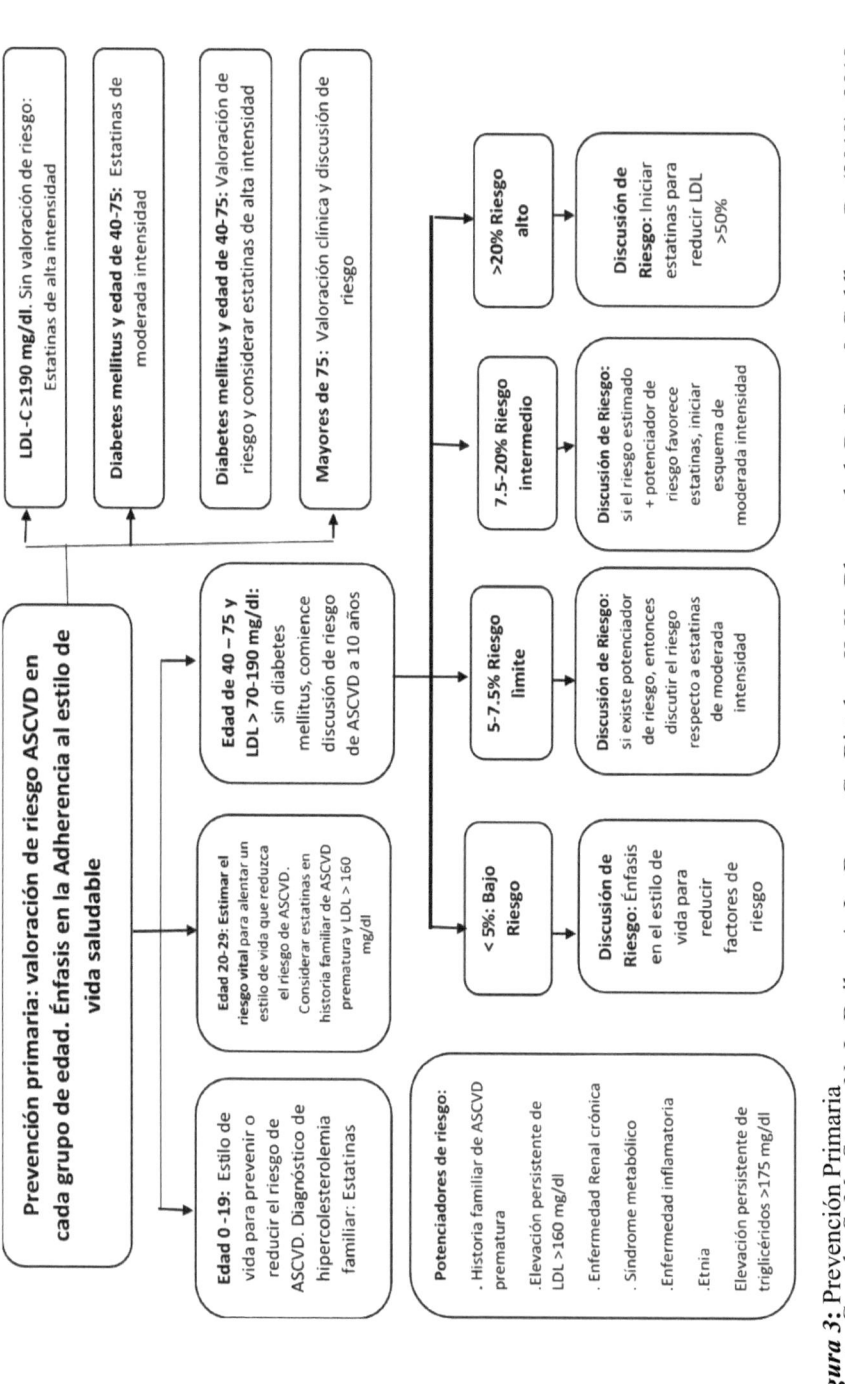

Figura 3: Prevención Primaria
Fuente: Grundy, S. M., Stone, N. J., Bailey, A. L., Beam, C., Birtcher, K. K., Blumenthal, R. S., ... & Goldberg, R. (2019). 2018 AHA/ACC/AACVPR/AAPA/ABC/ACPM/ADA/AGS/APhA/ASPC/NLA/PCNA guideline on the management of blood cholesterol: a report of the American College of Cardiology/American Heart Association Task Force on Clinical Practice Guidelines. *Journal of the American College of Cardiology*, 73(24), e285-e350.

Prevención Secundaria

La enfermedad cardiovascular aterosclerótica (ASCVD)abarca al Síndrome Coronario Agudo, antecedentes de Infarto de miocardio, angina estable o inestable, revascularización coronaria, accidente cerebrovascular, accidente isquémico transitorio, aneurisma de aorta, todos de origen aterosclerótico. Como recomendación principal, la terapia de alta intensidad con estatinas está indicada para la clínica de ASCVD, pero si esto no se puede usar, es factible iniciar terapia de intensidad moderada. El primer objetivo es lograr una reducción del 50% de los niveles de LDL-C , si estos permanecen ≥ 70 mg/dl en el máximo de la terapia con estatinas tolerada, se recomienda agregar ezetimiba. En pacientes > 75 años, con ASCVD, se debe considerar los beneficios potenciales versus los efectos adversos antes de iniciar terapia con estatinas. Finalmente, en pacientes de muy alto riesgo con múltiples factores clínicos severos, se puede agregar ezetimiba al máximo de la terapia tolerada con estatinas. (11)

Recomendaciones Generales

- En todos los individuos se debe enfatizar un estilo de vida saludable a lo largo de toda su vida.
- En pacientes con clínica de enfermedad cardiovascular aterosclerótica, reduzca el colesterol LDL con terapia de alta intensidad con estatinas o el máximo de terapia tolerada
- En enfermedad cardiovascular de muy alto riesgo, use un umbral de colesterol LDL de 70 mg/dl para considerar la adición de ezetimiba al tratamiento con estatinas
- En pacientes con hipercolesterolemia primaria severa (LDL ≥ 190 mg/dl) inicie terapia de alta intensidad con estatinas, sin necesidad de calcular el riesgo de ASCVD a 10 años.
- En pacientes de 40 a 75 años con diabetes mellitus y un valor LDL de ≥ 70 mg/dl, inicie terapia de moderada intensidad con estatinas, sin necesidad de calcular el riesgo de ASCVD a 10 años.
- En pacientes de 40 a 75 años evaluados para prevención primaria, considere una discusión de riesgo clínico paciente, antes de iniciar la terapia con estatinas.
- En pacientes de 40 a 75 años, sin diabetes mellitus, con LDL ≥ 70 mg/dl y con un riesgo de ASCVD $\geq 7.5\%$, inicie esquema de modera intensidad si la discusión de opciones de tratamiento favorece las estatinas.

- En pacientes de 40 a 75 años, sin diabetes mellitus, con LDL ≥70 mg/dl y con un riesgo a 10 años de ASCVD de 7,5 – 19.9%, los potenciadores de riesgo, favorecen la terapia con estatinas
- Evaluar el cumplimiento y el porcentaje de respuesta a la reducción de LDL-C medicamentos y cambios en el estilo de vida con la medición repetida de lípidos 4 a 12 semanas después del inicio de la estatina o el ajuste de la dosis, repetido cada 3 a 12 meses según sea necesario. (11)

BIBLIOGRAFÍA

1. Cobos Palacios, L., Mesa Latorre, J., Valbuena Parra, A. and Corps Fernández, D. (2016). Medicine - Programa de Formación Médica Continuada Acreditado | Enfermedades cardiológicas (VIII) Factores de riesgo cardiovascular | ScienceDirect.com. [Internet] Sciencedirect.com. Disponible en: https://www.sciencedirect.com/journal/medicine-programa-de-formacion-medica-continuada-acreditado/vol/12/issue/42 [Citado 7 Feb. 2020]

2. García Díaz J, Mesa Latorre J, Valbuena Parra A, Corps Fernández D. Trastornos del metabolismo lipídico. Medicine - Programa de Formación Médica Continuada Acreditado [Internet]. 2016 [citado 7 Febrero 2020];12(19): 1059-1071. Disponible en: https://www.sciencedirect.com/science/article/pii/S0304541216301652

3. Censos I. Nacimientos y Defunciones [Internet]. Instituto Nacional de Estadística y Censos. 2018 [citado 7 Febrero 2020]. disponible: https://www.ecuadorencifras.gob.ec/nacimientos_y_defunciones/

4. Organización Mundial de la Salud. GLOBAL HEALTH RISKS GLOBAL HEALTH RISKS WHO Mortality and burden of disease attributable to selected major risks [Internet]. Who.int. 2009 [citado 7 Febrero 2020]. Disponible en: https://www.who.int/healthinfo/global_burden_disease/GlobalHealthRisks_report_full.pdf

5. Benjamin E, Blaha M, Chiuve S, Cushman M, Das S, Deo R et al. Heart Disease and Stroke Statistics—2017 Update: A Report From the American Heart Association. Circulation [Internet]. 2017 [citado 8 Febrero 2020];135(10). Disponible en: https://www.ahajournals.org/doi/10.1161/cir.0000000000000485

6. Freire W, Ramírez M, Belmont P, Mendieta M, Silva K, Romero N et al. Encuesta Nacional de Salud y Nutrición ENSANUT 2011-2013 [Internet]. Ecuadorencifras.gob.ec. 2013 [citado 14 Febrero 2020]. Disponible en: https://www.ecuadorencifras.gob.ec/documentos/web-inec/Estadisticas_Sociales/ENSANUT/Publicacion%20ENSANUT%202011-2013%20tomo%201.pdf

7. Mach F, Baigent C, Catapano A, Koskinas K, Casula M, Badimon L et al. 2019 ESC/EAS Guidelines for the management of dyslipidaemias: lipid modification to reduce cardiovascular risk. European Heart Journal [Internet]. 2019 [cited 8 February 2020];41(1):111-188. Available from: http://doi:10.1093/eurheartj/ehz455

8. Farreras Valenti P, Domarus A, Rozman C, Cardellach F. Medicina interna. 18th ed. Barcelona: Elsevier; 2016. p. 1794-1816.

9. Teoh Y. Advances in the diagnosis and management of dyslipidaemia. Prescriber [Internet]. 2015 [citado 9 Febrero 2020];26(4):21-25. Disponible en: https://onlinelibrary.wiley.com/doi/abs/10.1002/psb.1310

10. Sánchez Vega Juan Diego, Zamorano Gómez José Luis. Evolución en el manejo de las dislipemias: análisis comparativo de las guías ESC 2019 versus ACC/AHA 2018. Rev.Urug.Cardiol. [Internet]. 2019 Dic [citado 2020 Feb 13] ; 34(3): 381-400. Disponible en: http://www.scielo.edu.uy/scielo.php?script=sci_arttext&pid=S1688-04202019000300381&lng=es. Epub 01-Dic-2019. http://dx.doi.org/10.29277/cardio.34.3.27

BIBLIOGRAFÍA

11. Grundy S, Stone N, Bailey A, Beam C, Birtcher K, Blumenthal R et al. 2018 AHA/ACC/AACVPR/AAPA/ABC/ACPM/ADA/AGS/APhA/ASPC/NLA/PCNA Guideline on the Management of Blood Cholesterol: A Report of the American College of Cardiology/American Heart Association Task Force on Clinical Practice Guidelines. Circulation [Internet]. 2019 [citado 7 Febrero 2020]; 139(25). Disponible en: https://www.ahajournals.org/doi/epub/10.1161/CIR.0000000000000625

12.Ramírez Manent J, Cruz M, Gallegos I. Actividad física adaptada a la edad. FMC - Formación Médica Continuada en Atención Primaria [Internet]. 2017 [citado 10 Febrero 2020];24:1-34. Disponible en: https://www.fmc.es/es-actividad-fisica-adaptada-edad-articulo-X1134207217618973

CAPÍTULO 6

Autor: Dra. Viviana Angie Quisilema Ron
Hipertensión Arterial En Atención Primaria De Salud

Definición

La hipertensión arterial se define como una enfermedad caracterizada por aumento de la presión en el interior de los vasos sanguíneos (arterias), como consecuencia de ello los vasos sanguíneos se van dañando de forma progresiva, favoreciendo el desarrollo de enfermedades cardiovasculares (ictus, infarto de miocardio e insuficiencia cardiaca), el daño del riñón y, en menor medida afectación de la retina. La HTA se define como una PAS $\geq$ 140 mmHg o una PA diastólica (PAD) $\geq$ 90 mmHg medidas en consulta.

Epidemiología

En el año 2000 en el Mundo se estimaba que alrededor de 972 millones de adultos tienen una presión arterial sistólica mayor o igual a 140mmHg, lo que correspondía al 26% de la población adulta, sin embargo, en el 2010 el porcentaje de hipertensos aumentó al 31 % de la población mundial equivalente a 1390 millones de personas. Se estima que, en el año 2025, el 29 % de la población de adultos tendrá hipertensión.

Según la Organización mundial de la salud, en el mundo aproximadamente 17 millones de muertes por año son consecuencias de enfermedades cardiovasculares, lo que corresponde a un tercio del total, si tomamos en cuenta solo a la hipertensión como complicación esta causa 9.4 millones de muertes anualmente, lo que corresponde al 45% de muertes por cardiopatías y 51 % de muertes por accidente cerebro vascular. La hipertensión arterial es la segunda causa de muerte prevenible en el mundo acompañada con sus complicaciones como enfermedad cardiovascular, insuficiencia cardiaca, enfermedad renal, enfermedad vascular cerebral.

En el Ecuador según datos de ENSANUT un tercio de la población mayor a 10 años es prehipertenso correspondiente a 3.187.665 personas y 717.569 personas en edades entre 10 a 59 años padecen ya de hipertensión arterial. En nuestro país las cifras son altas debido a la carga genética que tienen mucho que ver para presentar hipertensión. Un hijo de una persona hipertensa, tiene el 80% de riesgo para padecer la enfermedad, si ambos padres padecen esta enfermedad dicho porcentaje es del 100%, sin embargo, a pesar de esta relación, son muchos los factores que influyen en la hipertensión, como la alimentación, el sobrepeso, hipertrigliceridemia.

Fisiopatología

Diversos factores están implicados en la fisiopatología de la hipertensión arterial esencial. El elemento básico es la disfunción endotelial y la ruptura del equilibrio entre los factores vasoconstrictores (principalmente endotelinas) y los vasodilatadores (principalmente óxido nítrico).

Las endotelinas son factores vasoconstrictores locales muy potentes, las endotelinas ejercen diversas acciones: Sobre el tono vascular, la excreción renal de sodio y agua y la producción de la matriz extracelular. Los efectos biológicos de las ET difieren de acuerdo a su concentración en el seno de cada tejido. Están implicadas en el proceso de remodelamiento vascular y de regulación de la proliferación celular produciendo hiperplasia e hipertrofia del músculo liso vascular.

Sistema Renina Angiotensina Aldosterona (SRAA): Se trata de un sistema complejo, que comprende una serie de proteínas y 4 angiotensinas (I, II, III y IV), además de sus acciones propiamente vasculares, induce estrés oxidativo a nivel tisular, el que produce tanto cambios estructurales como funcionales, especialmente disfunción endotelial, que configuran la patología hipertensiva.

Las acciones de la angiotensina II incluyen: Contracción del músculo liso vascular arterial y venoso, estimulación de la síntesis y secreción de aldosterona, liberación de noradrenalina en las terminaciones simpáticas, modulación del transporte del sodio (Na) por las células tubulares renales, aumento del estrés oxidativo por activación de oxidasas NADH y NADPH dependientes, estimulación de la vasopresina/ADH, estimulación del centro dipsógeno en el sistema nervioso central, antagonismo del sistema del péptido atrial natriurético-natural (PAN) y tipo C (PNC), incremento de la producción de endotelina (ET1) y de prostaglandinas vasoconstrictoras (TXA2, PF2α).

La angiotensina II (AII) y la aldosterona juntas poseen acciones no hemodinámicas como:
1. Aumento del factor de crecimiento endotelial vascular (FCEV) con actividad proinflamatoria, estimulación de la producción de especies reactivas de oxígeno nefrotóxicas
2. Incremento el tejido colágeno a nivel cardíaco y vascular, por inhibición de la actividad de la metaloproteinasa que destruye el colágeno e incremento

de los inhibidores tisulares específicos de la metaloproteinasa.
3. Acción estimulante sobre el factor de crecimiento del tejido conectivo (FCTC).

Se han descrito dos enzimas convertidoras de angiotensina (ECA): la ECA1, que es la enzima fisiológica clásica y la ECA2 que es la enzima que lleva a la formación de la A1–7, deprimida en algunos pacientes con HTA.

Factores de riesgo

Los niveles educativos bajos se asocian de forma independiente con un mayor riesgo de HTA; considerar la evaluación del factor de riesgo psicosocial, o la adherencia a la medicación en individuos con alto riesgo de enfermedad cardiovascular. Algunas condiciones individuales, familiares y ambientales pueden aumentar el riesgo de hipertensión arterial.

- Diabetes mellitus.
- Dieta no saludable.
- Inactividad física o sedentarismo.
- Obesidad.
- Ingesta alcohólica.
- Tabaquismo.
- Antecedentes familiares y genética.
- Edad avanzada.
- Etnia afrodescendiente.

Factores que influyen el riesgo cardiovascular

La HTA es un factor de riesgo independiente de enfermedad cardiovascular, pero además existen otros factores, tales como: dislipidemia, hábito de fumar, edad, sexo, diabetes, entre otros. En ese sentido es imprescindible evaluar el riesgo cardiovascular en todos los pacientes mayores de 40 años de edad que acudan a la consulta, las decisiones con respecto a la evaluación del riesgo cardiovascular se deben individualizar.

Tabla 1. *Recomendación para evaluar riesgo cardiovascular*

Evaluar el riesgo CV en todos los pacientes >40 años de edad sin factores de riesgo CV conocidos.
Se recomienda realizar la estimación de riesgo cardiovascular a personas de 20 a 40 años, en caso de que tenga los siguientes antecedentes:(54) - Historia familiar de enfermedad cardiovascular prematura. - Hiperlipidemia familiar. - Factores de riesgo cardiovascular importantes (como tabaquismo, tensión arterial elevada, diabetes mellitus, enfermedad renal crónica o niveles elevados de lípidos). - Comorbilidades que incrementen el riesgo CV

Fuente: Guía de Práctica Clínica Hipertensión Arterial MSP 2019

Clasificación

La hipertensión arterial generalmente se clasifica como primaria, esencial o idiopática cuando la presión arterial es mayor de lo normal, sin causa subyacente conocida, esta representa el 85% a 90% de todos los casos de hipertensión. La hipertensión es definida como Secundaria cuando la presión arterial es elevada como resultado de una causa subyacente identificable, frecuentemente corregible al identificar la patología de base, representa el 10 a 15% de los sujetos hipertensos. Después de realizar una adecuada técnica de la toma de presión y confirmar según el sistema de referencia a la Guía Sociedad Europea de Cardiología.

CATEGORÍA	SISTOLICA (MMHG)		DIASTÓLICA (MMHG)
Óptima	< 120	Y	< 80
Normal	120-129	y/o	80-84
Normal-alta	130-139	y/o	85-89
HTA de grado 1	140-159	y/o	90-99
HTA de grado 2	160-179	y/o	100-109
HTA de grado 3	≥ 180	y/o	≥ 110
HTA sistólica aislada[b]	≥ 140	Y	< 90

Tabla 2. *Clasificación de Hipertensión Arterial*
Fuente: Clasificación de la Hipertensión Arterial (Sociedad Europea de Hipertensión 2018)

Diagnostico

El objetivo de la evaluación clínica es establecer el diagnóstico y el grado de HTA, buscar causas secundarias de esta, identificar factores que podrían contribuir a su presentación (estilo de vida, medicación concomitante o antecedentes familiares), identificar factores de riesgo CV (como el estilo de vida y los antecedentes familiares), identificar enfermedades concomitantes y establecer si hay evidencia de daño orgánico inducido por HTA, ECV, cerebrovascular o renal.

Historia clínica y examen físico completo, que incluya:
- Signos vitales (TA, FC, FR, T°), Peso, Talla, Perímetro de cintura, Cálculo del IMC

Exámenes complementarios:
- Determinar proteínas en orina con tirilla reactiva.
- Determinar microalbuminuria en orina.

- Se recomienda determinar la concentración sérica de creatinina y la tasa de filtrado glomerular estimada por la ecuación del grupo CKD-EPI
- Realizar niveles séricos de electrolitos sodio, potasio y cloro.
- Medir niveles de glicemia en ayunas, solicitar HbA1c en caso de que el paciente tenga diabetes.
- Realizar controles de colesterol total, HDL, LDL, triglicéridos.
- Solicitar biometría hemática y hematocrito.
- Se recomienda realizar un electrocardiograma (EKG) de 12 derivaciones a todos los pacientes hipertensos para detectar hipertrofia de ventrículo izquierdo, dilatación auricular izquierda o arritmias.

El diagnóstico de HTA se basa en la medición de la PA en la consulta médica. Así entonces, se considera a un paciente como hipertenso cuando presenta repetidamente cifras mayores o iguales a 140/90mmHg.

Para realizar la medición de la PA, las personas deben estar en reposo al menos 5 minutos, vaciar la vejiga urinaria en caso necesario y por al menos 30 minutos antes no haber realizado ejercicio físico intenso, fumado, tomado café ni ingerido alcohol. Habitualmente la medición se lleva a cabo al final del examen físico, momento en que el paciente debiera estar más relajado

Los esfigmomanómetros semiautomáticos auscultatorios u oscilométricos son el método preferido para medir la PA en la consulta. Estos dispositivos deben estar validados según protocolos estandarizados. La PA debe medirse inicialmente en la parte superior de ambos brazos y el manguito de presión debe adaptarse al perímetro del brazo. Una diferencia constante y significativa (> 15 mmHg) de la PA entre ambos brazos se asocia con un incremento del riesgo cardiovascular.

Medición de la Presión Arterial en consulta
1. Los pacientes deben permanecer sentados cómodamente en un lugar tranquilo durante 5 min antes de comenzar la medición de la presión arterial, no debe haber consumido café, ni fumado previamente al menos 30 minutos, se lo colocara en una silla con el brazo a la altura y el brazo apoyados para evitar incrementos de PA dependientes de la contracción muscular.

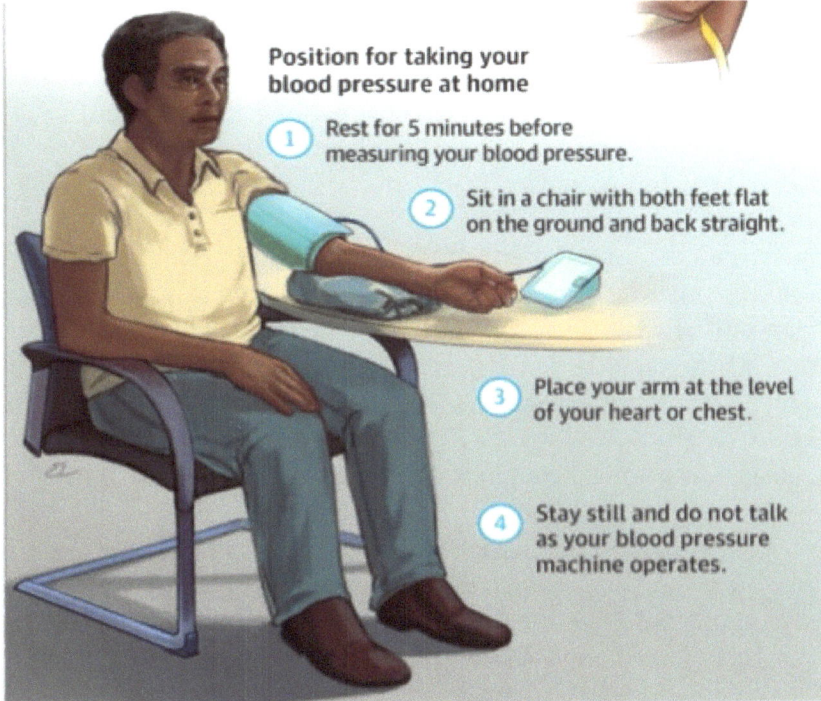
Figura 1. Posición correcta de toma PA

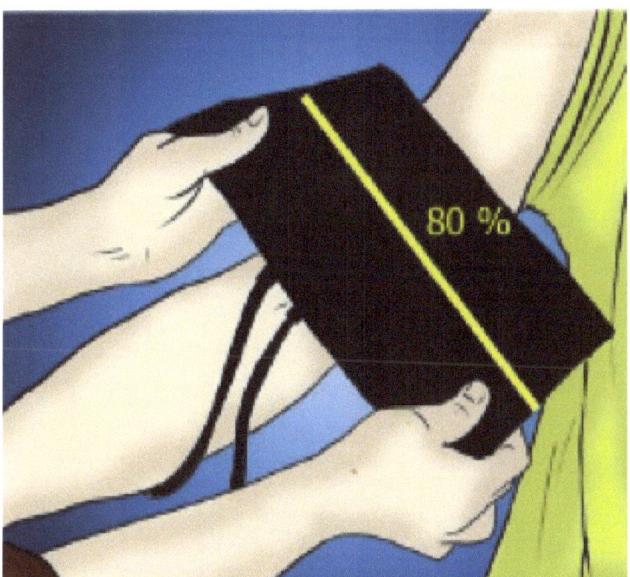
Figura 2. Colocación del manguito

2. Se deben registrar 3 mediciones separadas 1-2 min, y solo deben repetirse cuando entre las primeras 2 mediciones haya una diferencia > 10 mmHg. La presión arterial es el promedio de las últimas 2 mediciones.
3. El brazalete debe cubrir las dos terceras partes del brazo, se coloca de tal forma que cubra a la arteria humeral del brazo, 4cm por encima del pliegue del codo, se palpa el pulso de la arteria humeral donde se colocara el estetoscopio.
4. La membrana del estetoscopio se la coloca sobre la arteria humeral a unos 2 cm por encima del pliegue del codo. Se empieza a insuflar el brazalete hasta unos 30 mmHg más cuando desaparece el pulso.
5. Utilizar las fases I (la presión sistólica) y V (la presión diastólica) de Korotkoff para identificar la presión arterial.
6. ida la PA en ambos brazos en la primera consulta para detectar posibles diferencias, tome como referencia el brazo con el valor más alto.

La PA puede ser muy variable, por lo que el diagnóstico de hipertensión no debe basarse en una sola sesión de lecturas en el consultorio, excepto cuando la PA haya aumentado significativamente (p. ej., HTA de grado 3) o cuando haya evidencia clara de daño orgánico inducido por HTA (p. ej., retinopatía hipertensiva con exudados y hemorragias, HVI o daño vascular o renal). En el resto de los casos (es decir, la mayoría de los pacientes), la repetición de las mediciones en consulta es la estrategia tradicional utilizada para confirmar la elevación persistente de la PA y para la clasificación de la hipertensión en la práctica clínica.

Tabla 3. Cribado y diagnóstico de Hipertensión Arterial

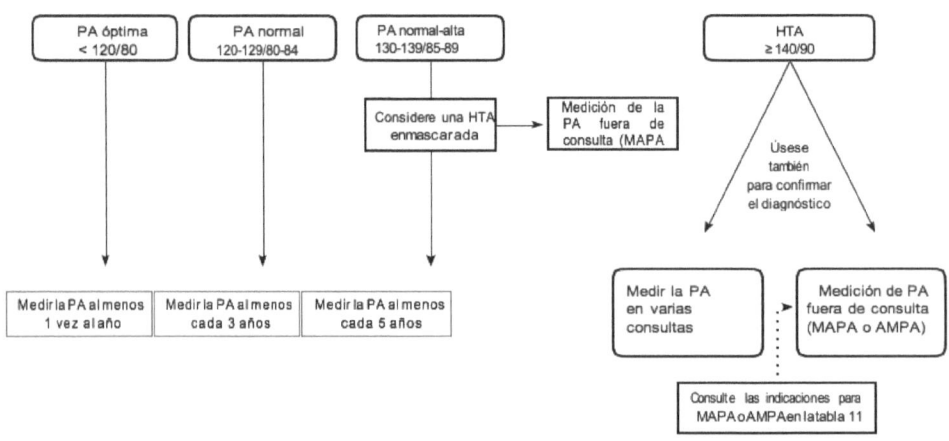

Fuente: Clasificación de la Hipertensión Arterial (Sociedad Europea de Hipertensión 2018)

Tratamiento

El tratamiento de la hipertensión comprende el manejo farmacológico y no farmacológico, siendo una parte fundamental la modificación en el estilo de vida. Existe muchos estudios que respaldan el uso de un tratamiento farmacológico en pacientes como presión arterial severamente elevada, riesgo alto cardiovascular y adultos mayores, encontrando mejorías sin embargo a la hora de establecer un adecuado manejo, el buen juicio clínico y la toma de decisiones entre el paciente y el medico son fundamentales.

Tratamiento no Farmacológico

La terapia no farmacológica consiste en el cambio del estilo de vida para prevenir factores de riesgo modificables en la persona. Este tratamiento es el eje principal y se puede abordar tanto sola o en conjunto con medicamentos antihipertensivos. Se sugiere que esta terapia tiene que ser fomentada paulatinamente cada uno de los aspectos en la consulta. Un estilo de vida saludable puede prevenir o retrasar la aparición de HTA y reducir el riesgo cardiovascular, los cambios efectivos en el estilo de vida pueden ser suficientes para retrasar o prevenir la necesidad de tratamiento farmacológico de los pacientes con HTA de grado 1. También

pueden potenciar los efectos del tratamiento hipotensor, pero nunca deben retrasar la instauración del tratamiento farmacológico de los pacientes con daño orgánico causado por HTA o con un nivel de riesgo cardiovascular alto. Uno de los mayores inconvenientes de la modificación del estilo de vida es la mala adherencia con el paso del tiempo. Las medidas recomendadas para los cambios en el estilo de vida de las que se ha demostrado que reducen la PA son la restricción de la ingesta de sal, la moderación en el consumo de alcohol, un consumo abundante de frutas y verduras, la reducción y el control del peso y la actividad física regular.

Los beneficios de la modificación integral del estilo de vida, incluida la dieta y el aumento del ejercicio, se encontró en diferentes estudios que hubo una menor prevalencia de hipertensión de 22% a 32% y un menor uso de medicamentos antihipertensivos de 10% a 19 %. Esto se debe a que la pérdida de peso por 1 kg reducía en 0.5 a 2mmHg. El consumo de una dieta rica vegetales y frutas disminuyo de 4 a 6mmHg en comparación con una dieta típica. La realización de ejercicio aeróbico y posiblemente elentrenamiento de resistencia disminuyo la presión sistólica y diastólica en un promedio de 4 a 6mmHg.

Tabla 4. Intervenciones en el estilo de vida para pacientes con HTA o PA normal-alta

Se recomienda restringir la ingesta de sal a < 5 g/día
Se recomienda restringir el consumo de alcohol a: Menos de 14 unidades a la semana los varones Menos de 8 unidades a la semana las mujeres
Se recomienda evitar los estados de ebriedad
Se recomienda aumentar el consumo de verduras, frutas frescas, pescado, frutos secos y ácidos grasos no saturados (aceite de oliva), se aconseja el bajo consumo de carne roja y el consumo de productos lácteos bajos en grasa
Está indicado el control del peso corporal para evitar la obesidad (IMC > 30 o circunferencia de cintura > 102 cm los varones y > 88 cm las mujeres) y mantener un IMC saludable (alrededor de 20-25) y una circunferencia de cintura adecuada (< 94 cm los varones y < 80 cm las mujeres) para reducir la PA y el riesgo CV
Se recomienda el ejercicio aeróbico regular (al menos 30 min de ejercicio dinámico moderado 5-7 días a la semana)
Se recomiendan dejar de fumar, los servicios de apoyo y los programas para el abandono del hábito tabáquico

Fuente: *Clasificación de la Hipertensión Arterial (Sociedad Europea de Hipertensión 2018)*

Tratamiento farmacológico

La mayoría de los pacientes requerirán terapia con medicamentos, además de medidas de prácticas de vida para lograr un control óptimo de su TA. La monoterapia inicial es exitosa en muchos pacientes con hipertensión primaria leve. Sin embargo, es poco probable que la terapia con un solo fármaco alcance la presión arterial deseada en pacientes cuya presión arterial esté a más de 20/10 mmHg por encima de la meta. Solamente se debe considerar la posibilidad de monoterapia en hipertensión grado 1 de bajo riesgo (presión sistólica <150 mmHg) o en pacientes muy viejos (80 años) o más frágiles, en el resto de pacientes en los que las medidas de cambios de hábitos y prácticas de vida no resulten efectivas, se deberá comenzar con terapia dual.

Por otra parte, la evidencia científica sugiere que los médicos deben tener cuidado al iniciar el tratamiento farmacológico en pacientes de bajo riesgo cardiovascular con HTA grado 1, particularmente porque este enfoque puede

puede afectar a millones de personas con poca evidencia de beneficio.

En específico, la evidencia científica demuestra que los diuréticos tiazídicos se asocian con un riesgo significativamente menor de accidente cerebrovascular y eventos cardiovasculares en comparación con los beta bloqueantes y un menor riesgo de insuficiencia cardíaca en comparación con los bloqueadores de los canales de calcio. Los diuréticos tiazídicos también se asocian con un menor riesgo de eventos cardiovasculares y accidentes cerebrovasculares en comparación con los IECA.

En cualquier caso, los diuréticos tiazídicos, calcio antagonistas (CA), inhibidores de la enzima convertidora de angiotensina (IECA) y los antagonistas de los receptores de angiotensina II (ARAII) son adecuados para el inicio y mantenimiento del tratamiento de la HTA, tanto en monoterapia o combinados.

Diuréticos tiazídicos
La evidencia científica demuestra que los diuréticos son medicamentos efectivos para reducir mortalidad y eventos adversos cardiovasculares en pacientes hipertensos.

Inhibidores de la enzima convertidora de angiotensina (IECA)
Los IECA son medicamentos efectivos para reducir mortalidad y eventos adversos cardiovasculares en pacientes hipertensos. El uso de los IECA puede retrasar la progresión a la insuficiencia renal y reducir la mortalidad cardiovascular, por lo que son preferidos en pacientes con DM2.

Calcio antagonista (CA)
Si bien todos los subgrupos están indicados y se han estudiado con resultados similares, existe mayor evidencia con los dihidropiridínicos y en especial con amlodipino. Dos metaanálisis, demostraron que los CA presentan efectividad similar a otros grupos de medicamentos de primera línea en términos de control tensional y prevención de eventos cardiovasculares mayores.

Antagonistas de los receptores de angiotensina II (ARAII)
Los ARAII tienen un efecto similar al observado con la monoterapia en base a otros medicamentos antihipertensivos.

Las indicaciones específicas y la eficacia de los ARAII son similares a las de los IECA. Un ARAII está particularmente indicado en pacientes que no toleran los inhibidores de la ECA (principalmente debido a la tos)

Beta bloqueantes (BB)
Los beta bloqueantes (BB) tienen más efectos secundarios y en cierto grado son menos eficaces que los bloqueadores del sistema renina angiotensina aldosterona (SRAA) y los CA en regresión o retraso de daño orgánico como: hipertrofia del ventrículo izquierdo (HVI), grosor miointimal carotideo (GMI), rigidez aórtica y remodelamiento de las arterias pequeñas. En sujetos predispuestos (en su mayoría, aquellos con síndrome metabólico), los BB así como los diuréticos, y en particular combinados, están asociados con un mayor riesgo de diabetes de nueva aparición. También muestran un perfil de efectos secundarios algo menos favorable que el de los bloqueadores del SRAA, con una tasa más alta de interrupción del tratamiento.

Elección del fármaco
Las recomendaciones para el uso específico de medicamentos antihipertensivos se basan en pruebas clínicas de disminución del riesgo cardiovascular, eficacia para reducir la presión arterial, tolerabilidad y seguridad. La mayor parte de los pacientes con hipertensión requieren más de un medicamento para controlar la presión, el medico al tener múltiples clases de fármacos disponibles para la presión arterial les permite a los médicos individualizar la terapia en función de las características y preferencias individuales del paciente.
- Se pueden utilizar los diuréticos, IECA, ARAII y CA como medicamentos de primera línea solo o combinados para el tratamiento farmacológico de la HTA.
- En caso de que el paciente necesite terapia dual, se recomienda combinar dos de las siguientes tres clases de medicamentos: diurético tiazídico, bloqueador del sistema renina-angiotensina (IECA o ARAII) y bloqueador de los canales de calcio.
- Instaurar tratamiento farmacológico en pacientes con HTA grado 2 y 3 con cualquier nivel de riesgo CV, al mismo tiempo que se implementan los cambios en las prácticas de vida.
-

- Reducir la TA con tratamiento farmacológico cuando el riesgo CV sea alto debido a daño de órgano blanco, enfermedad CV o ERC; incluso cuando la HTA sea grado 1.
- Indicar tratamiento farmacológico antihipertensivo para pacientes con HTA grado 1 con riesgo CV bajo o moderado sin evidencia de daño de órgano blanco, cuando la TA se mantiene elevada a pesar de los cambios en las prácticas de vida durante 3 a 6 meses.
- En adultos mayores hipertensos (incluidos ≥80 años) se recomienda el tratamiento farmacológico cuando la TAS sea ≥160 mmHg.
- No se recomienda la administración simultánea de dos IECA ni de un IECA con un ARAII.
- Para el tratamiento de la hipertensión maligna con o sin falla renal aguda, se recomienda reducir la TAM entre un 20 a 25%.
- En pacientes afrodescendientes se puede iniciar con un diurético o un CA en combinación o no con un ARAII como medicamentos de primera línea para el tratamiento de la HTA.
- No se recomienda los BB como fármaco de primera línea para el manejo de la HTA.
- Para los casos de HTA resistente al tratamiento, se recomienda referir para manejo en el nivel de atención especializada correspondiente.
- Se recomienda que los médicos que manejen pacientes hipertensos se familiaricen con los efectos adversos y contraindicaciones de las cinco clases de medicamentos antihipertensivos.

Tabla 5. *Contraindicaciones absolutas y relativas para el uso de fármacos antihipertensivos*

FARMACO	CONTRAINDICACIONES ABSOLUTAS	RELATIVAS
Diuréticos (tiacidas/ análogos tiacídicos, como clortalidona e indapamida)	Gota	Síndrome metabólico Intolerancia a la glucosa Embarazo Hiperpotasemia Hipopotasemia
Bloqueadores beta	Asma Cualquier grado de bloqueo AV o sinoauricular Bradicardia (frecuencia cardiaca < 60 lpm)	Síndrome metabólico Intolerancia a la glucosa Atletas y pacientes físicamente activos
Antagonistas del calcio (dihidropiridinas)		Taquiarritmia Insuficiencia cardiaca Edema grave en las extremidades inferiores preexistente

Antagonistas del calcio (verapamilo, diltiazem)	Cualquier grado de bloqueo AV o sinoauricular Disfunción grave del VI (FEVI < 40%) Bradicardia (frecuencia cardiaca < 60 lpm)		Estreñimiento
IECA	Embarazo Edema angioneurótico previo Hiperpotasemia (> 5,5 mmol/l) Estenosis arterial renal bilateral		Mujeres en edad fértil sin anticoncepción segura
ARA II	Embarazo Hiperpotasemia (> 5,5 mmol/l) Estenosis arterial renal bilateral		Mujeres en edad fértil sin anticoncepción segura

Fuente: *Clasificación de la Hipertensión Arterial (Sociedad Europea de Hipertensión 2019)*

Seguimiento

Después del inicio de la terapia con medicamentos antihipertensivos, es importante revisar al paciente al menos una vez durante los primeros 2 meses para evaluar los efectos sobre la TA y evaluar los posibles efectos secundarios, hasta que la TA esté bajo control. La frecuencia de la revisión dependerá de la gravedad de la hipertensión y la urgencia de lograr el control de la TA y las comorbilidades del paciente. La terapia de un solo medicamento debería reducir la TA en 1 a 2 semanas y puede continuar reduciéndola en los próximos 2 meses. Una vez que se alcanza el objetivo de TA, un intervalo de visita de unos pocos meses es razonable. Hay evidencia de que no existe diferencia en el control de la TA entre intervalos de 3 y 6 meses.

Se recomienda realizar función renal (urea, creatinina, tasa de filtrado glomerular estimada, sodio, y potasio); así como, microalbuminuria cada seis meses. En los pacientes ≥ 65 años se debe realizar un minimental assessment test para detección oportuna de deterioro cognitivo. No se recomienda realizar un ecocardiograma de rutina, excepto cuando exista sospecha electrocardiográfica de hipertrofia del ventrículo izquierdo, dilatación auricular izquierda o enfermedad cardíaca concomitante. No se recomienda fondo de ojo de rutina a los pacientes con HTA grado 2 y 3, excepto diabéticos y jóvenes (<30 años). En cuyo caso debe ser realizada por un oftalmólogo.

BIBLIOGRAFÍA

1. Tagle R. Diagnóstico de Hipertensión Arterial [Internet] 2018 Santiago-Chile 2018; 29(1) 12-20] Available from: https://www.elsevier.es/es-revista-revista-medica-clinica-las-condes-202-pdf-S0716864018300099

2. Ramos M. Hipertensión arterial: novedades de las guías 2018 [Internet] Montevideo-Urugual 2018, 34: 53-60 Available from: http://www.scielo.edu.uy/pdf/ruc/v34n1/1688-0420-ruc-34-01-131.pdf 3.Rosero G. Grados de hipertensión arterial y factores de riesgo cardiovascular asociados en pacientes hipertensos que acuden a la consulta externa del hospital delfina torres de concha de esmeraldas periodo de enero a febrero del 2018[Internet].Quito: Universidad Católica del Ecuador ;2018[30de Diciembrede 2019].

3. Available from: http://repositorio.puce.edu.ec/bitstream/handle/2 2 0 0 0 / 1 4 9 8 TESIS%20DE%20GRADOS%20DE%20HTA%20Y%20FRC%20ASOCIADOS%20EN%20PACIENTES%20HIPERTENSOS%20QUE%20ACUDEN%20A%20LA%20CONSULTA%20EXTERNA%20.pdf?sequence=1&isAllowed=y

4. Guía de Práctica Clínica. Hipertensión Arterial. [Internet] 2019 Quito-Ecuador. Available from: https://www.salud.gob.ec/wp-content/uploads/2019/06/gpc_hta192019.pdf

5. Williams B, Mancia G, Spiering W, Agabiti Rosei E, Azizi M,Bumier M.Guidelines for the management of arterial hypertension. [Internet] 2018;72(2):160.e1-e78 Available from: https://www.revespcardiol.org/es-pdf-S0300893218306791

6. Wagner P. Fisiopatología de la hipertensión arterial: nuevos conceptos [Internet] 2018 Lima- Perú 2018;64(2):175-184. Available from: http://www.scielo.org.pe/pdf/rgo/v64n2/a04v64n2.pdf

7. Espinosa-Brito A. Hipertensión arterial: cifras para definirla al comenzar 2018. Revista Finlay [revista en Internet]. 2018 [citado 2020 Feb 13]; 8(1) Available from: http://www.revfinlay.sld.cu/index.php/finlay/article/view/594

8. Andrade Carlos Hipertensión arterial primaria: tratamiento farmacológico basado en la evidencia [Internet] Med Int Méx 2015;31:191-195 Available from: https://www.medigraphic.com/pdfs/medintmex/mim-2015/mim152j.pdf

9. Elizari M. Consenso Argentino de Hipertensión Arterial [Internet] 2018 VOL 86 N° 2 Buenos Aires – Argentina VOL 86 N° 2 Available from: https://www.sac.org.ar/wp-content/uploads/2018/08/consenso-argentino-de-hipertension-arterial-2018.pdf

10. Lira M. Impacto de la Hipertensión Arterial como factor de riesgo cardiovascular 2015 USA [REV. MED. CLIN. CONDES - 2015; 26(2) 156-163] Available from: file:///C:/Users/Noe/Downloads/S071686401500036X.pdf

11. Sabio R. Recomendaciones latinoamericanas para el manejo de la hipertensión arterial en adultos (RELAHTA 2) 2019 Argentina Rev. virtual Soc. Parag. Med. Int. marzo 2019; 6 (1):86-123 Available from: http://scielo.iics.una.py/pdf/spmi/v6n1/2312-3893-spmi-6-01-86.pd

CAPÍTULO 7

Autor: Dra. Katherine Solange Beltrán Parreño
Epistaxis Manejo en el Primer Nivel de Atención

Definiciones
Epistaxis es la hemorragia que proviene de las fosas nasales o de los senos paranasales (1).

Epistaxis idiopática recurrente: es la hemorragia nasal repetida en pacientes de hasta 16 años en quienes no se ha identificado una causa (2).
Epistaxis grave: Es aquella hemorragia nasal que no puede ser controlada por métodos convencionales, (presión local, cauterización, taponamiento) y en la que no se identifica un sitio preciso de sangrado (2).

La rica vascularización de las fosas nasales y su especial distribución en la fina y débil mucosa, hace que la epistaxis sea una urgencia frecuente en la práctica otorrinolaringológica. La mayoría de los casos ceden de manera espontánea o con maniobras sencillas. Cuando no es así, requieren asistencia médica y en ocasiones, ingreso hospitalario. En casos extremos puede amenazar la vida del paciente (3).

Epidemiología
La epistaxis es una de las emergencias otorrinolaringológicas más comunes, que ocurre en hasta el 60% de la población general, uno de cada 10 de los afectados busca atención médica ya que por lo general es un proceso autolimitado. Representa uno en 200 visitas al departamento de emergencias. La epistaxis tiene Una distribución bimodal de la edad, alcanzando su punto máximo en los niños. menores de 10 años y en adultos entre 70 y 79 años de edad. Los hombres son ligeramente más propensos experimentar epistaxis que las mujeres (4).

En criterios de gravedad hace difícil cuantificar su incidencia y prevalencia en la población general. En este sentido, se estima una incidencia de 30 casos/100.000 habitantes por año, de los cuales solo el 10% solicita atención médica, y el 10% de estos son atendidos en urgencias de otorrinolaringología, por lo que gran parte de las epistaxis pueden ser tratadas en asistencia primaria (5).

Etiología
Desencadenantes locales o de acción directa sobre la mucosa nasal (1).

- **Traumatismos:** pueden ser internos (En niños al hurgarse la nariz, ya sea porque presentan prurito nasal, costras o hábito), o externos (golpes sobre la pirámide nasal).
- **Inflamaciones:** las rinopatías y rinosinusopatías puede provocar epistaxis por hiperemia de la mucosa.

Otra causa es el granuloma telangectásico septal del área de Kiesselbach provocado por estimulo mecánico o infeccioso.

- **Cuerpos extraños:** orgánicos e inorgánicos.
- **Vasodilatación:** se observa en épocas de verano y ante la exposición prolongada al sol.
- **Tumores:** benignos (pólipos, papiloma invertido, fibroangioma), malignos (carcinoma epidermoideo, estesioneuroblastoma).
- **Ulcera trófica simple o idiopática.**
- **Epistaxis postquirúrgicas:** pueden producirse tras polipectomías, septoplastía, punción sinusal u otras intervenciones.
- **Enfermedades específicas:** leishmaniasis (lesiones vegetantes en el tabique nasal, de aspecto aframbuesado, que pueden ulcerarse y sangrar), sífilis (por manifestación del terciarismo que produce destrucción de los huesos propios y del tabique óseo.), lepra (se manifiesta como una rinitis atrófica, con ulceraciones en el área de kiesselbach que llevan a la perforación y destrucción del tabique cartilaginoso.) micosis (la rinosporidiosis se caracteriza por la formación de un granuloma vegetante en la zona anterior del tabique.), paracoccidioidomicosis (produce lesiones infiltrativas en la mucosa nasal que se ulceran y llenan de microabscesos que se observan como puntos amarillos profundos.). histoplasmosis nasooral (lesiones vegetantes en la zona anterior del vestíbulo nasal.), rinoscleroma (rinitis atrófica inespecífica de evolución lenta y progresiva, puede extenderse a la narina, labio superior y pirámide nasal).
- **Enfermedades febriles:** por lo general en su periodo agudo, en el que se produce congestión y desecación de las mucosas, por lo que general son epistaxis leves y de la zona de Kiesselbach, Ej. Procesos gripales y en anginas infecciosas de la infancia.
- **Hipertensión Arterial:** es la causa más frecuente, junto con las coagulopatías medicamentosas, de epistaxis graves. Hay un corto trayecto desde el sistema de la aorta, lo que produce un gradiente de presión que muchas veces vence la escasa elasticidad vascular de estos pacientes.

- **Vasculopatías:** arteriosclerosis (por estrechamiento de la luz vascular con el consiguiente riesgo de isquemia y obstrucción brusca de la luz vascular, como resultado una trombosis y debilidad de la pared vascular con aumento de incidencias de roturas y secundariamente de hemorragias.), enfermedad de **Rendu- Osler -Weber** (alteración de las anastomosis arteriovenosas que se traduce macroscópicamente por múltiples puntos o nódulos como un grano de arroz, que se destacan superficialmente en las mucosas de las fosas nasales, labios, lengua, piel del tronco y extremidades, suele provocar epistaxis intermitentes muy recidivantes y amenizantes).
- **Coagulopatías:** pueden ser provocadas por tratamientos anticoagulantes (pacientes dializados, enfermedad cerebrovascular, enfermedad cardiaca reumática, tratamiento de trombosis venosa y embolismo pulmonar, cirugía cardiovascular, y las hereditarias: hemofilia y enfermedad de Von Willebrand).
- **Enfermedades granulomatosas:** enfermedad de Wegener, lupus eritematoso sistémico, y periarteritis nodosa.

Localización

Epistaxis anteriores: la zona sangrante más frecuente es el área vascular de Kiesselbach, la hemorragia puede venir en otras ocasiones del piso de las fosas nasales y rara vez de los cornetes. Son de poca intensidad y muchas veces ceden espontáneamente. Por lo general se ven en niños y adolescentes, no comprometen el estado general del paciente ya que son de fácil tratamiento.

Epistaxis posteriores: constituyen grandes hemorragias nasales. La salida de la sangre se produce a través de una o ambas fosas nasales con abundantes coágulos que cuelgan por la rinofaringe y se eliminan por la boca, con mas frecuencia se observa en adultos y ancianos. La importante hemorragia se debe a la lesión de vasos de gran calibre, tales como los troncos de las arterias terminales de la esfenopalatina. Comprometen el estado general del paciente y pueden llevarlo a la muerte.

Epistaxis superiores: corresponden al territorio de las etmoidales anteriores. Tienen las mismas características que las posteriores y se las diferencia únicamente por la localización del sangrado, son mas frecuentes en adultos jóvenes.

Manejo de la epistaxis según su localización
Valoración inicial

El manejo clínico de la epistaxis requiere cuatro puntos básicos:
1. Valorar y asegurar la estabilidad hemodinámica del paciente.
2. Conocer los antecedentes básicos (traumatismos, alteraciones de la coagulación, neoplasias).
3. Localizar el sangrado (qué fosa sangra y si es anterior o posterior).
4. Actuar de forma proporcionada y progresiva.

El paso inicial consiste en el control de constantes para evaluar el estado hemodinámico del paciente. En caso de tensiones elevadas se debe administrar un antihipertensivo de acción rápida. Ante un paciente hemodinámicamente inestable, debe colocarse una vía periférica y establecer una derivación urgente a un centro hospitalario.

La anamnesis debe ser completa y dinámica, enfocada a detectar los factores desencadenantes, bien locales o sistémicos. Es importante preguntar sobre los antecedentes de manipulación nasal, traumatismos, esfuerzos importantes, sonarse fuerte la nariz, utilización de mascarillas nasales con oxígeno, CPAP (presión positiva continua en las vías respiratorias) o inhaladores nasales. También se debe conocer la toma de medicación antiagregante y anticoagulante y la presencia de enfermedades sistémicas tales como hipertensión arterial, coagulopatías, síndrome de Rendu-Osler-Weber o telangiectasia hemorrágica hereditaria (THH), vasculitis, granulomatosis, inhalación de tóxicos (cocaína) o posibles cuerpos extraños nasales.

Debe explorarse la cavidad nasal mediante rinoscopia anterior (que se puede realizar con un otoscopio si no se dispone de rinoscopio) y de la orofaringe con un depresor lingual para ver si existe un sangrado posterior. La rinoscopia permite también explorar las fosas y valorar si hay una desviación o perforación septal u otro tipo de lesiones (pólipos, angiomas, telangiectasias en la THH). Para una correcta visualización del área sangrante conviene limpiar bien los coágulos de las fosas nasales pidiendo al paciente que se suene la nariz, y posteriormente realizar lavados nasales con suero fisiológico y aspiración con una sonda fina si es posible. Después de esta exploración y tras confirmar la fosa nasal sangrante se debe clasificar la epistaxis en función de su localización en (5):

Epistaxis anterior

Una vez que se ha determinado la permeabilidad de las vías respiratorias, la terapia compresiva debe aplicarse para detener sangrado en el plexo nasal anterior. Ejerciendo una presión firme en las fosas nasales bilaterales, debajo de los huesos nasales, durante 10 a 15 minutos sin interrupción. Se puede usar un pellizco manual simple o un el clip nasal se puede moldear con depresores de lengua pegados juntos (Figura 1). Para ayudar a la compresión terapia, pulverización directa de oximetazolina (Afrin) o aplicación de algodón empapado en oximetazolina o La epinefrina 1: 1,000 puede ser útil para disminuir o ralentizar la hemorragia. Los médicos deben ser conscientes de los efectos adversos de la absorción sistémica de epinefrina, tales como presión arterial elevada y taquicardia. Después de la terapia de compresión, las narinas deben ser inspeccionado por cualquier signo de sangrado continuo y cualquier hematoma presente debe ser evacuado. Esto se puede lograr a través la acción del paciente al sonarse la nariz, succión, irrigación, o pinzas directas de evacuación. La iluminación adecuada es crucial; un faro proporciona iluminación adecuada y deja las manos libres para maniobrar. Un rinoscopio es útil para aumentar el campo de visión durante la inspección. El siguiente paso es la terapia directiva. Si continúa sangrando o un vaso prominente que es sospechoso de ser la fuente del sangrado, la terapia vasooclusiva en el área está garantizada.

En el ámbito ambulatorio, el uso de nitrato de plata es conveniente y efectivo. Nitrato de plata crea un cauterio químico cuando entra en contacto con una mucosa húmeda. el nitrato debe aplicarse en un patrón circunferencial alrededor del sitio de sangrado antes de que se aplique al sitio de sangrado en sí. la desecación eléctrica en el mismo patrón también es una forma efectiva de controlar el sangrado. No se recomienda la cauterización ciega, porque destrucción excesiva de la mucosa nasal con nitrato de plata o la desecación eléctrica puede conducir a ulceración y perforación septal.

Si la terapia de compresión es inadecuada y la terapia directiva es ineficaz o imposible porque de sangrado es rápido y continuo, terapia tópica y el taponamiento nasal son las siguientes opciones. Tradicional el taponamiento nasal implica la colocación de algodón impregnado con vaselina en la base de la cavidad nasal hasta que las narinas estén completamente comprimidas

(Figura 2). Esto es una medida efectiva para controlar el sangrado nasal, aunque la nueva hemorragia ocurre en aproximadamente el 15% de pacientes. Tampones nasales y balón nasal puede ser más fácil de usar; sin embargo, a menos que la práctica trate a un gran número de pacientes con epistaxis, puede no ser factible si estos materiales no están disponibles. El taponamiento nasal debe dejarse en su lugar durante 48 horas El uso de antibióticos orales y tópicos en pacientes con taponamiento nasal es común para prevenir complicaciones infecciosas como estafilococos inducidos síndrome de shock tóxico y sinusitis, pero hay poca evidencia para apoyar el uso de antibióticos. Agentes hemostáticos tópicos como Floseal y Surgicel puede ser eficaz para controlar la epistaxis, pero a menudo no están disponibles en el entorno ambulatorio.

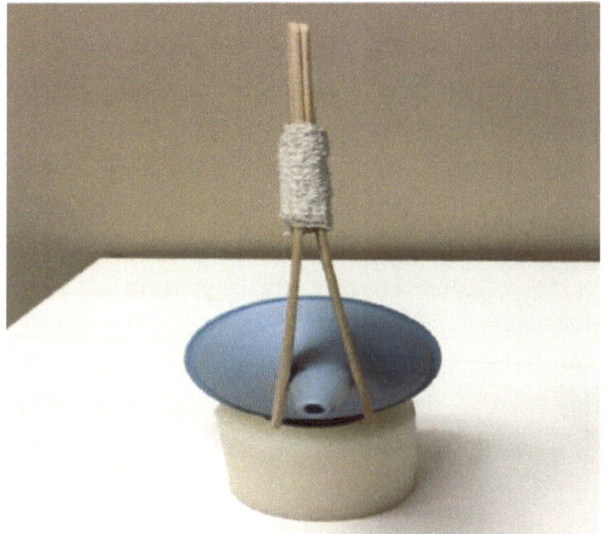

Figura 1. Dispositivo de compresión nasal con depresores de lengua

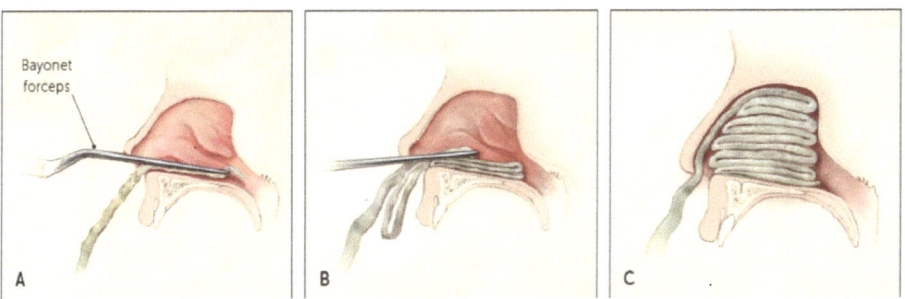

Figura 2. Embalaje de la cavidad nasal anterior utilizando una tira de gasa impregnada con vaselina. (A) La gasa se agarra con pinzas de bayoneta e insertadas en la cavidad nasal anterior. (B) Con un espéculo nasal (no mostrado) usado para exposición, la primera capa de empaque se inserta a lo largo del piso de la cavidad nasal anterior. Las pinzas y el espéculo se retiran. (C) Se agregan capas adicionales de empaque en forma de acordeón, con el espéculo nasal utilizado para sostener las capas posicionadas hacia abajo mientras se inserta una nueva capa. El empaque continúa hasta que se llena la cavidad nasal anterior (6).

Epistaxis posterior
La epistaxis posterior a menudo es enérgica, y dada la ubicación de estos vasos, generalmente es difícil visualizar el sitio de sangrado. Comparado con epistaxis anterior, pacientes con epistaxis posterior son más propensos a requerir hospitalización y tienen el doble de probabilidades de requerir taponamiento nasal. Al igual que con la epistaxis anterior, el médico debe evaluar y despejar las vías respiratorias, y administrar vía intravenosa acceso y reanimación con líquidos, si es necesario. Los pacientes con epistaxis posterior generalmente requieren derivación a un otorrinolaringólogo después de la estabilización. La cauterización química generalmente no es posible para epistaxis posterior porque la fuente de sangrado rara vez se identifica. Productos más nuevos que puede adherirse a una superficie húmeda irregular, como matriz de gelatina-trombina, todavía se están probando, y no hay evidencia para apoyar su uso.

El taponamiento nasal posterior puede ser manejado por un médico capacitado en este procedimiento. Depende de 70% de efectividad en el tratamiento de la epistaxis posterior cuando realizado por médicos capacitados; sin embargo, no es tan exitoso como el tratamiento endoscópico o quirúrgico. No obstante, Es un procedimiento común que puede intentarse en un entorno ambulatorio o en el departamento de emergencia. El empaquetamiento posterior se realiza usando un globo catéter, catéter de Foley o catéter de goma roja con embalaje de algodón. Se pasa el catéter a través de la nariz, bajando por la nasofaringe, y dentro de la orofaringe (Figura 3).). El globo se infla con 8 a 10 ml de agua y suavemente retraído hasta que se sienta en la coana posterior. Si Se utiliza embalaje de algodón, el catéter de goma es extraído de la boca después de visualizarse en la orofaringe. El embalaje está asegurado al extremo del catéter y luego se retira de la boca para sentarse en la coana. En cada caso, tracción se mantiene sujetando el área afuera de la fosa nasal, asegurándose de proporcionar relleno entre la pinza y el ala nasal para minimizar el riesgo de necrosis alar. El taponamiento posterior a menudo se asocia con dolor, y existe el riesgo de aspiración si se desaloja. Los pacientes son monitoreados comúnmente en el hospital. mientras el embalaje está en su lugar. Hay hasta un 50% de posibilidades de sangrado con epistaxis posterior. La telemetría puede considerarse dada la posibilidad de un reflejo vasovagal, que puede causar problemas cardíacos anormalidades y paro respiratorio. Si los médicos con experiencia adecuada son disponibles, ligadura endoscópica de la arteria y endovascular la embolización es más efectiva que embalaje. El tratamiento endoscópico puede ser el mejor tratamiento inicial, porque es menos costoso que embolización y más eficaz.

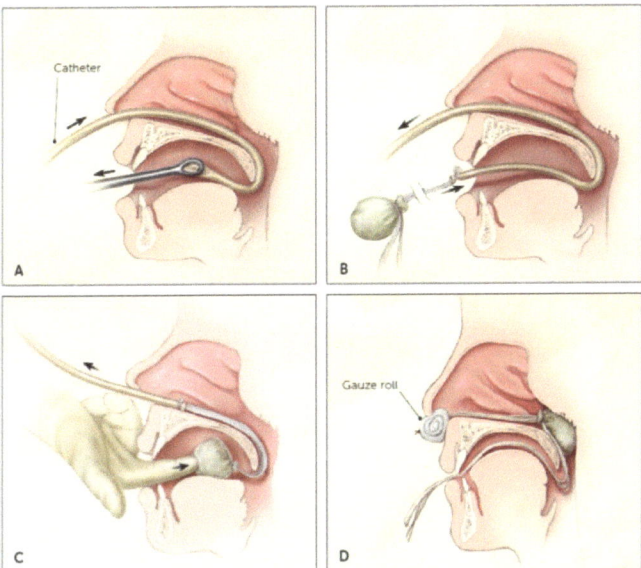

Figura 3. Taponamiento nasal posterior. (A) Después de administrar una anestesia adecuada, se coloca un catéter pasó a través de la fosa nasal afectada y a través de la nasofaringe, y sacar por la boca con la ayuda de pinzas de anillo. (B) Un paquete de gasa se asegura al extremo del catéter usando umbilical cinta o material de sutura, con largas colas que sobresalen de la boca. (C) El paquete de gasa se guía por la boca y alrededor del paladar blando utilizando una combinación de tracción cuidadosa en el catéter y empujando con un dedo enguantado.

Esto es lo más incómodo (y más peligroso) parte del procedimiento; debe completarse sin problemas y con la ayuda de una mordida bloque (no se muestra) para proteger el dedo del médico. (D) El paquete de gasa debe descansar. La cavidad nasal posterior. Se asegura en su posición manteniendo la tensión en el catéter con una abrazadera acolchada o un rollo de gasa firme colocado antes de la fosa nasal. Los lazos que sobresalen de la boca, que se usará para extraer el paquete, se adhiere a la mejilla del paciente (6).

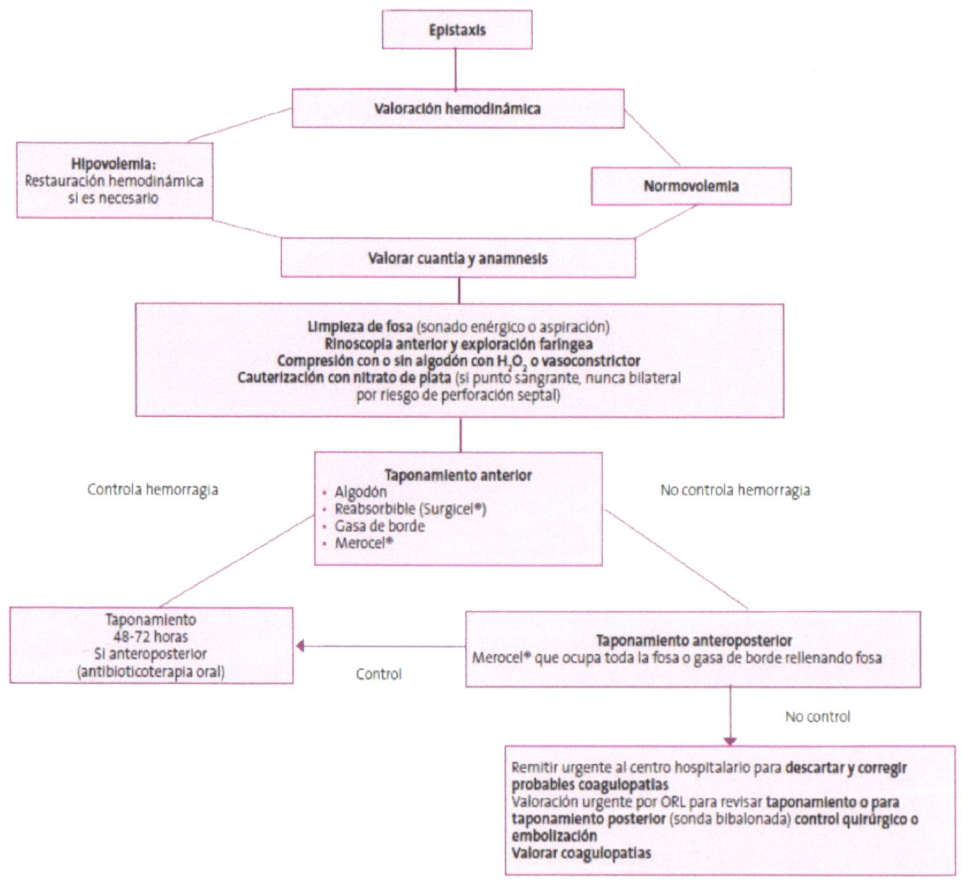

Algoritmo de manejo de epistaxis en el primer nivel de atención
Fuente: *Tratamiento De La Epistaxis En Atención Primaria (5)*

BIBLIOGRAFÍA

1. Diamante V. ORL_Diamante.pdf. Editorial El Ateneo;
2. Gómez Uribe ME, Grandvallet Múgica G, Jurado Hernández S, Moreno Padilla R, Rosas Peña J. Guía de Práctica Clínica Diagnóstico y Tratamiento de Epistaxis Evidencias y Recomendaciones [Internet]. MEXICO; 2010. Available from: http://www.cenetec.salud.gob.mx/interior/gpc.h
3. Chacón Martínez J, Morales Puebla JM, Padilla Parrado M. Epistaxis y cuerpos extraños nasales. Libr virtual Form en ORL. 2014;1–18.
4. Ruiz MM, Llull GH, Brunet CG, Compta XG. Tratamiento de la epistaxis en atención primaria. FMC Form Medica Contin en Aten Primaria [Internet]. 2019;26(5):283–7. Available from: https://doi.org/10.1016/j.fmc.2018.11.006
5. Ruiz MM, Llull GH, Brunet CG, Compta XG. Tratamiento de la epistaxis en atención primaria. FMC Form Medica Contin en Aten Primaria. 2019;26(5): 283–
6. Womack JP, Kropa J, Stabile MJ. Epistaxis: Outpatient management. Am Fam Physician. 2018;98(4):240–5.

CAPÍTULO 8

Autor: Dr. Alain Michel Rivera Obando
Hipotiroidismo Primario

Definición

Glándula Tiroides: La tiroides es una glándula que tiene forma de mariposa con una estrechez en el medio que une sus dos lóbulos, se localiza generalmente en la parte delantera del cuello, tiene como principal función la formación de las hormonas tiroideas, distribuirlas mediante el flujo sanguíneo y entregarlas a todos los tejidos del cuerpo. Las hormonas tiroideas tienen como principal función ayudar al cuerpo para la utilización de la energía, mantener la temperatura corporal y a que el cerebro, el corazón, los músculos y otros órganos funcionen normalmente. (1)

Hipotiroidismo primario: El hipotiroidismo es una enfermedad endócrina común, causada por una inadecuada acción de las hormonas tiroideas, principalmente por disminución en la síntesis y secreción de estas y ocasionalmente por resistencia periférica a las hormonas tiroideas. Se puede dividir en primario, originado por falla en la glándula tiroides, representando el 99% de los casos y en menos del 1% de origen secundario o central, por deficiencia en TSH, debido a alteraciones hipotalámicas o hipofisarias. (6)

La manera en que la tiroides funciona depende de otra glándula, la pituitaria, la cual está ubicada en el cerebro. La pituitaria produce TSH, la hormona que estimula la tiroides a producir T3 y T4. (1)

Las hormonas tiroideas son determinantes para el desarrollo tanto mental como somático del niño y para la actividad metabólica del adulto. Existen dos tipos de hormonas tiroideas activas biológicamente: la tiroxina (T4), que corresponde al 93% de hormona secretada por la glándula tiroides, y la triyodotironina (T3). Ambas están compuestas por dos anillos bencénicos unidos por un puente de oxígeno, uno de los cuales tiene una cadena de alanina y otro un grupo fenilo. La diferencia entre ambas hormonas es que mientras T4 tiene 2 átomos de yodo en el anillo del grupo fenilo, la T3 tiene sólo uno. Existe también otra forma denominada rT3 (triyodotironina inversa) que no posee actividad biológica. (2)

El hipotiroidismo primario puede ser clínico, definido por concentraciones de TSH elevada (usualmente mayor de 10mUI/L) con niveles séricos de T4L baja, o subclínico por elevación de TSH fuera del rango de normalidad (mayor de 4.5 mUI/L) con niveles séricos de T4L normal. Los pacientes con hipotiroidismo subclínico se pueden clasificar en leve cuando presentan niveles de TSH mayor de 4.5 pero menor de 10 mUI/L y severo los que presentan niveles de TSH mayores de 10mUI/L. Hipotiroidismo y embarazo: Se considera hipotiroidismo en el embarazo con: TSH mayor de 10 mUI/L independientemente de las concentraciones de T4L. Se considera hipotiroidismo subclínico en el embarazo; TSH mayor a 2.5 mUI/L con anti TPO positivos. (6)

Epidemiología
En el Ecuador datos recientes demuestran que el hipotiroidismo se presenta cerca del 8% en la población adulta, y el hipotiroidismo congénito tiene una incidencia relativamente alta desde 1 en 1,500 nacimientos; tomando en cuenta que el Ecuador es uno de los países de América Latina que no tiene una ley que establezca la prevención del hipotiroidismo, con un programa de detección oportuna y seguimiento del recién nacido. (7)

Fisiopatología
Desde el punto de vista fisiopatológico, en el hipotiroidismo existe un fallo en los efectos de la T4 sobre la calorigénesis y consumo de oxígeno en muchos tejidos, además de otros efectos órgano-específicos. El déficit de T3 a nivel genómico induce cambios bioquímicos hormonales y del transporte iónico en los tejidos diana, en los cuales existen tres específicas deyodinasa que convierten la T4 en T3. (9)

Etiología
La tiroiditis de Hashimoto es la primera causa de hipotiroidismo primario en las zonas del mundo donde el aporte dietético de yodo es suficiente; su incidencia media es de 3.5 casos por cada 1000 personas por año en mujeres y en los hombres de 0.8 casos por 1000 personas por año, con un pico entre la cuarta y sexta décadas de la vida. La alteración en la síntesis de hormonas tiroideas se debe a la destrucción apoptótica de las células tiroideas por un trastorno autoinmune, lo cual es caracterizado por la infiltración linfocitaria de la tiroides, anticuerpos antitiroideos circulantes (anti-TPO en 90-95% y antitiroglobulina en 20- 50%) y la asociación con otras enfermedades autoinmunes.

Yodo La deficiencia de yodo es la causa más común de hipotiroidismo, por disminución del aporte del mismo en la dieta. El déficit de iodo deteriora la síntesis de hormonas tiroideas lo que resulta en hipotiroidismo y un grupo de anormalidades funcionales conocido como "trastornos por deficiencia de yodo". En adolescentes y adultos el espectro de trastornos por deficiencia de yodo incluye: bocio, hipotiroidismo e hipertiroidismo subclínicos, hipotiroidismo manifiesto clínicamente, retardo en el crecimiento físico, deterioro en funciones mentales, hipertiroidismo espontáneo en los ancianos y aumento en la susceptibilidad de la glándula tiroides a la radiación. El bocio es la manifestación clínica más evidente y es provocado por aumento en la secreción de TSH, como un intento para maximizar la utilización del yodo disponible. La ingestión excesiva de yodo se asocia con bocio y aumento de TSH, lo que indica un deterioro en la función tiroidea.

Fármacos- Amiodarona: altera la función tiroidea en 14 a 18% de los pacientes con ingestión crónica de amiodarona, es más frecuente en mujeres con anticuerpos antitiroideos. La principal causa de disfunción tiroidea es la sobrecarga de yodo, que puede llevar a hipertiroidismo o hipotiroidismo (más frecuentemente hipotiroidismo). El hipotiroidismo puede ser causado por una tiroiditis independiente de yodo (hipertiroidismo tipo 2).

Interferón alfa: la tiroiditis inducida por INF-a es una complicación mayor en los pacientes tratados con éste. La tiroiditis puede tener dos orígenes: autoinmune y no autoinmune. La tiroiditis autoinmune (enfermedad de Graves, tiroiditis de Hashimoto y anticuerpos antitiroideos sin manifestación clínica) es más frecuente como tiroiditis de Hashimoto y en pacientes con anticuerpos contra TPO previos al inicio del tratamiento con interferón.

Litio: el litio ocasiona una tiroiditis silente, lo que inicialmente da lugar al hipertiroidismo y luego al hipotiroidismo. El metimazol y el propiltiouracilo son fármacos antitiroideos que se indican para tratar la tirotoxicosis y cuya sobredosis puede ocasionar hipotiroidismo.

Otros fármacos que pueden ocasionar hipotiroidismo son la etionamida, la interleucina 2 y el perclorato. Por lo general, la función tiroidea se normaliza al suspender la ingestión de dichos fármacos.

Causas infecciosas Los procesos infecciosos de la tiroides pueden ser causantes de hipotiroidismo primario. Las tiroiditis infecciosas se dividen en: supurativa o aguda, subaguda y crónica. Se ha reportado que hasta 10% de los pacientes con tiroiditis subaguda evoluciona a hipotiroidismo crónico. Los agentes causantes de la tiroiditis subaguda son: virus del sarampión, virus de la influenza, adenovirus, ecovirus, virus de la parotiditis, virus Epstein-Barr, micobacterias, y Pneumocystis jiroveci, en pacientes con infección por VIH. (5)

Cuadro Clínico

El hipotiroidismo causa diversos defectos metabólicos: disminución del metabolismo basal, aumento de la grasa corporal y también retención de agua y sal. La reducción de la termogénesis provoca intolerancia al frío. Afecta la piel provocando sequedad, engrosamiento, aumento de las arrugas. Existe una palidez amarillenta en relación con el depósito de carotenos; en la cara hay mixedema, al igual que en las extremidades. El pelo es quebradizo, seco y con pérdidas del mismo, uñas muy delgadas. En el hipotiroidismo congénito puede haber retraso mental y anomalías neurológicas, ya que en el cerebro existen receptores para la T4. Se observa estreñimiento por disminución de la actividad motora del esófago, estómago, intestino delgado y colon. (9)

Tabla 1. *Signos y síntomas del hipotiroidismo*

	Síntomas	Signos
Generales	•Intolerancia al frío •Astenia •Aumento de peso	•Hipotermia
Neurológicos	•Somnolencia •Perdida de la memoria •Cambios en la personalidad	•Somnolencia •Bradilalia •Bradipsiquia •Calambres
Neuromusculares	•Debilidad •Dolor Articular	•Rigidez articular •Síndrome del túnel carpiano
Gastrointestinales	•Náuseas •Estreñimiento	•Macroglosia •Ascitis
Cardiorrespiratorias	•Disminución de tolerancia al ejercicio	•Bradicardia •Derrame pericárdico •Derrame pleural
Esfera gonadal y genital	•Reducción de la líbido •Alteraciones menstruales •Disminución de la fertilidad	
Piel y faneras	•Piel áspera y fría •Caída de cabello	•Hinchazón periorbitaria •Uñas estriadas y quebradizas

Fuente: Hipotiroidismo manifestaciones clínicas, diagnóstico y tratamiento (10)

Diagnóstico y tratamiento

Algoritmo 1. Diagnóstico y tratamiento del hipotiroidismo primario

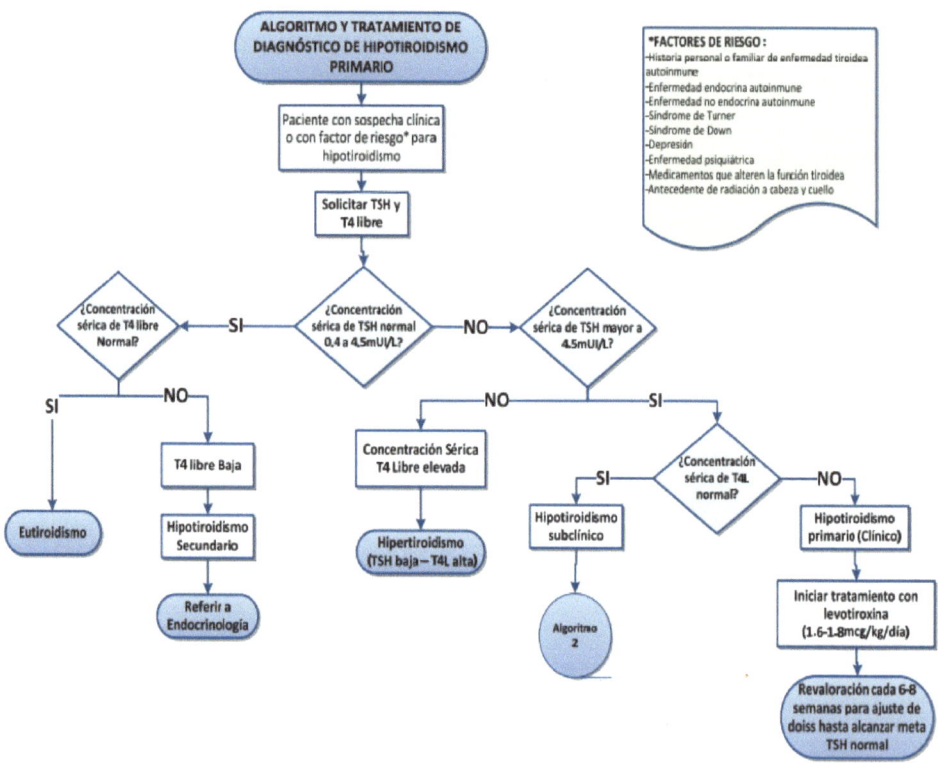

Fuente: Guía de práctica clínica de diagnóstico y tratamiento del hipotiroidismo primario y subclínico en el adulto. (3)

Algoritmo 2. Diagnóstico y tratamiento del hipotiroidismo subclínico

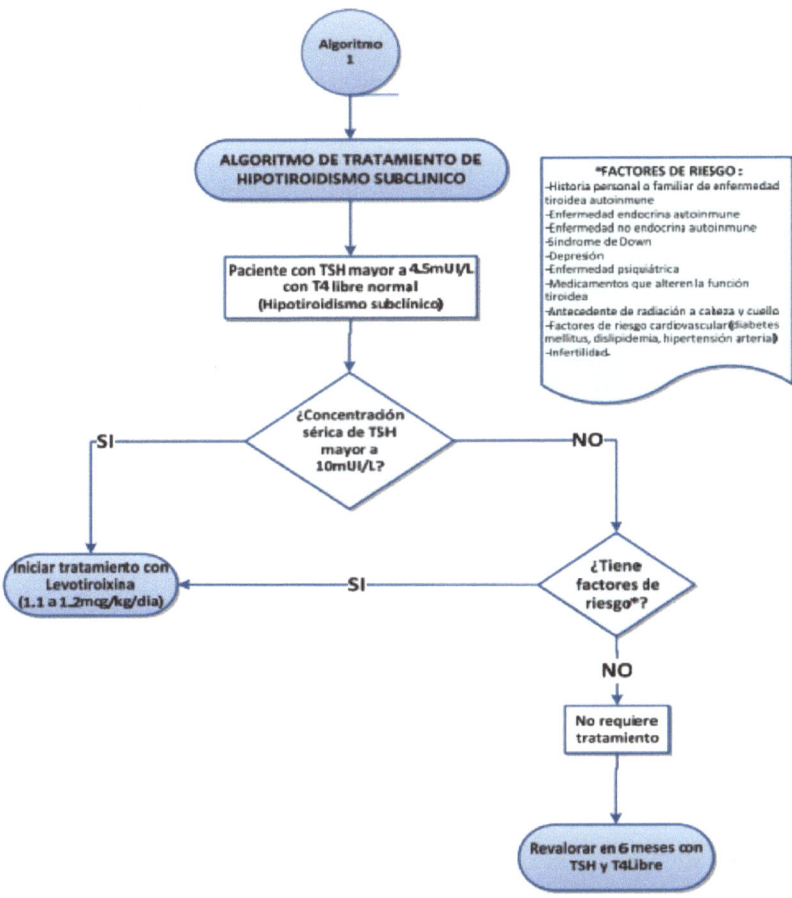

Fuente: Guía de práctica clínica de diagnóstico y tratamiento del hipotiroidismo primario y subclínico en el adulto. (3)

El diagnóstico de hipotiroidismo (primario, secundario o subclínico) requiere la determinación de TSH y T4L. La confirmación del diagnóstico se realiza con una cuantificación de TSH (habitualmente sobre el valor normal 4.5 mUI/L) > 10 mUI/mL y T4L < 0.9 ng/dL para el hipotiroidismo primario. Niveles de TSH < 1 UI/mL y T4L < 0.9 ng/dL confirman el diagnóstico de hipotiroidismo secundario, lo cual amerita envío al endocrinólogo para identificar deficiencia de otras hormonas: luteinizante (LH), folículo estimulante (FSH), adrenocorticotropa (ACTH) y del crecimiento (GH). El diagnóstico de hipotiroidismo subclínico se establece con TSH entre 4.5 y

10 mUI/L y T4L normal (0.9 a 1.9 ng/dL); el diagnóstico puede complementarse con determinación de anticuerpos contra la peroxidasa tiroidea (AcTPO). Los objetivos del tratamiento son: reemplazar la deficiencia de hormonas tiroideas hasta lograr el eutiroidismo clínico y bioquímico, y en la senectud, mejorar la sintomatología del paciente, aunque no siempre se logre el eutiroidismo. Es importante explicar al paciente que el tratamiento sustitutivo con hormonas tiroideas es para toda la vida. Se debe iniciar el tratamiento con precaución, teniendo en cuenta la edad avanzada, si existen antecedentes de hipertensión arterial, arritmias, insuficiencia cardiaca (IC) y cardiopatía isquémica. (8)

Existen diferentes preparados de hormonas tiroideas para el tratamiento del hipotiroidismo:
• Levotiroxina sódica (L-T4): tabletas de 100 µg.
• Lileroxinina (T3: 25 µg, T4: 100 µg).
• Levotiroxina sódica en viales de 500 µg (uso parenteral IM e IV).
• T3 sintética (liotironina) 25 µg.

El tratamiento de elección es la levotiroxina sódica a la dosis de 1,7 µg/kg/día. La meta del tratamiento es mejorar la sintomatología del paciente y normalizar el nivel de TSH, independientemente de la causa del hipotiroidismo, hasta alcanzar valores de 0,5-3 mU/L. En personas jóvenes, sin otra enfermedad asociada, hasta alcanzar niveles de 1,5 mU/L. (4)

Tratamiento Hipotiroidismo y el embarazo
La dosis inicial recomendada de levotiroxina en el embarazo es de 1.2 mcg/Kg/día. En las mujeres con hipotiroidismo que desean embarazarse se recomienda mantener una TSH menor a 2.5 mUI/L. En mujeres con hipotiroidismo preexistente y que se embarazan se recomienda aumentar la dosis de levotiroxina en un 25 a 30% al momento de la evaluación prenatal. (6)

BIBLIOGRAFÍA

1. American thyroid association. Hipotiroidismo. [Internet] 2017:1-3http://www.thyroid.org/wp-content/uploads/patients/brochures/espanol/hipotiroidismo.pdf
2. Hernandez M, Rendon M, Mesa M (eds). Fisiologia de las glándulas tiroides y paratiroides. Laringe y patología cervico-facial. Barcelona: España.p. 1-16 https://seorl.net/PDF/cabeza%20cuello%20y%20plastica/140%20-%20FISIOLOG%C3%8DA%20DE%20LAS%20GL%C3%81NDULAS%20TIROIDES%20Y%20PARATIROIDES.pdf
3. Grupo de trabajo de la Guía de práctica clínica de diagnóstico y tratamiento del hipotiroidismo primario y subclínico en el adulto. Instituto mexicano del seguro social México DF; 2016.http://www.imss.gob.mx/sites/all/statics/guiasclinicas/265GER.pdf (último acceso 3 noviembre 2016)
4. Parlá J. Hipotiroidismo. [Internet] Revista Cubana De Endocrinología 2012; 23(3). http://scielo.sld.cu/scielo.php?script=sci_arttext&pid=S1561-29532012000300004 (último acceso diciembre del 2012)
5. Medrano M, Santillana S, Torres L, Gomez R, Rivera R, Sosa A. Diagnóstico y tratamiento del hipotiroidismo primario en adultos. [Internet] Revista Med Inst Mex Seguro Soc 2012; 50(1) https://www.medigraphic.com/pdfs/imss/im-2012/im121o.pdf (último acceso diciembre 2012)
6. Grupo de trabajo de la Guía de práctica clínica de diagnóstico y tratamiento del hipotiroidismo primario y subclínico en el adulto. Guía de referencia rápida. Instituto mexicano del seguro social México DF; 2016. http://www.cenetec.salud.gob.mx/descargas/gpc/CatalogoMaestro/265_IMSS_10_Hipotiroidismo_Primario/GRR_IMSS_262_10.pdf (último acceso 6 diciembre 2016)
7. Rodriguez J, Boffill A, Rodriguez L. Factores de riesgo de las enfermedades tiroideas. [internet] Hospital del seguro social Ambato. Revista De Ciencias Médicas De Pinar Del Río 2016; 20 (5) http://scielo.sld.cu/pdf/rpr/v20n5/rpr14516.pdf (Último acceso octubre 2016)
8. Gómez G, Betanzos R, Sánchez V, Segovia A, Mendoza C, Arellano S. Hipotiroidismo. [internet] Medicina Interna México 2010; 26 (5)https://www.medigraphic.com/pdfs/medintmex/mim-2010/mim105g.pdf (Último acceso noviembre 2010)
9. Leiva L, Morales J, Villacis S, Quishpe G. Hipotiroidismo enfoque actual [internet]. Mediciencias Uta 2017; 1(4) file:///C:/Users/PC-GERENCIA-VSO/Downloads/27-1-76-1-10-20171122.pdf (Último acceso noviembre 2017)
10. Lozano J. Hipotiroidismo manifestaciones clínicas, diagnóstico y tratamiento. [Internet] Elsevier 2006; 25(1) https://www.elsevier.es/es-revista-offarm-4-pdf-13083624 (Último acceso diciembre 2006)

www.ingramcontent.com/pod-product-compliance
Lightning Source LLC
Chambersburg PA
CBHW041134200526
45172CB00019B/1179